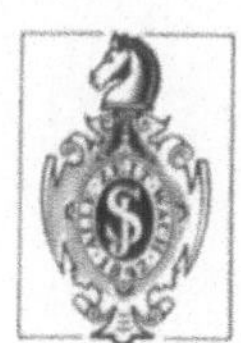

W. Meyhöfer   W. Künzel (Hrsg.)

Donogene Insemination

Medizinische, juristische und soziologische Aspekte der Übertragung von Fremdsperma

Mit 4 Abbildungen

Springer-Verlag
Berlin Heidelberg New York
London Paris Tokyo

Prof. Dr. med. Wolfgang Meyhöfer
Zentrum für Dermatologie
Gaffkystraße 14, 6300 Gießen

Prof. Dr. med. Wolfgang Künzel
Universitäts-Frauenklinik
Klinikstraße 28, 6300 Gießen

CIP-Kurztitelaufnahme der Deutschen Bibliothek:
Donogene Insemination: med., jurist. u. soziolog. Aspekte d.
Übertr. von Fremdsperma / W. Meyhöfer u. W. Künzel (Hrsg.). –
Berlin ; Heidelberg ; New York ; London ; Paris ; Tokyo :
Springer, 1988
ISBN 978-3-540-18493-5   ISBN 978-3-642-83266-6 (eBook)
DOI 10.1007/978-3-642-83266-6

NE: Meyhöfer, Wolfgang [Hrsg.]

Die Wiedergabe von Gebrauchsnamen, Handelsnamen, Warenbezeichnungen usw. in diesem Werk berechtigt auch ohne besondere Kennzeichnung nicht zu der Annahme, daß solche Namen im Sinne der Warenzeichen- und Markenschutz-Gesetzgebung als frei zu betrachten wären und daher von jedermann benutzt werden dürften.

Produkthaftung: Für Angaben über Dosierungsanweisungen und Applikationsformen kann vom Verlag keine Gewähr übernommen werden. Derartige Angaben müssen vom jeweiligen Anwender im Einzelfall anhand anderer Literaturstellen auf ihre Richtigkeit überprüft werden.

2121/3130-543210

Vorwort

Für manche Ehepaare stellt die kinderlose Ehe eine besondere psychische Belastung dar. Hierbei spielt nicht nur die Partnerinteraktion eine Rolle, sondern auch das soziale Umfeld ist von maßgeblicher Bedeutung. Im Rahmen der üblichen Sterilitätsuntersuchung von Mann und Frau wird in etwa 30% der Fälle offenkundig, daß der männliche Partner nicht in der Lage ist, die erwünschte Schwangerschaft zu erzeugen. Bei der Darlegung dieses Sachverhaltes ist im ärztlichen Gespräch neben dem Vorschlag der Adoption von Kindern auf die heterologe Insemination hinzuweisen. Der Vorschlag wird zunächst in der Regel mit großer Zurückhaltung aufgenommen, nach Diskussionen und Gesprächen jedoch von den Partnern in einem hohen Anteil akzeptiert und als Alternative zur Adoption gesehen.

Die Probleme, die im Zusammenhang mit der Übertragung von Fremdsperma (donogene Insemination) auftreten, waren das Thema einer Tagung, die am 26. Oktober 1985 im Fortbildungszentrum der Landesärztekammer Hessen in Bad Nauheim stattfand. Das vorliegende Büchlein wendet sich nicht nur an die an diesem Thema interessierten Ärzte, sondern soll auch Grundlage und Informationsschrift für betroffene Pati-

enten sein. Viele Ehepaare haben durch die donogene
Insemination sich den Wunsch eines Kindes erfüllen
können. Es ist zugleich die Aufgabe dieses Büchleins,
zur Entmythologisierung der donogenen Insemination
beizutragen.

Gießen, 5. November 1987   Prof. Dr. W. Künzel und
                                   Prof. Dr. W. Meyhöfer

Inhaltsverzeichnis

Mitarbeiterverzeichnis

Brähler, Ch., Dr. med., Univ.-Hautklinik, Abteilung für Andrologie und Venerologie, Gaffkystr. 14, 6300 Gießen

Fuhrmann, W., Prof. Dr. med., Leiter des Instituts für Humangenetik, Schlangenzahl 14, 6300 Gießen

Heinze, M., Prof. Dr. jur., Institut für bürgerliches Recht, Licher Str. 76, 6300 Gießen

Litschgi, M., PD Dr. med., Chefarzt der Gebh. Gyn.- Abteilung Kantonspital, CH-8208 Schaffhausen

Meyhöfer, W., Prof. Dr. med., Leitender Arzt am Zentrum für Dermatologie, Gaffkystr. 14, 6300 Gießen

Reck, S., Prof. Dr., Technische Universität Berlin, Institut für Sozialwissenschaften in Erziehung und Ausbildung, Pulsstr., 1000 Berlin 19

Weiss, V., Dr. med., Universitäts-Hautklinik, Abteilung für Andrologie und Venerologie, Gaffkystr. 14, 6300 Gießen

Übertragung von Fremdsperma – medizinische, juristische und soziologische Aspekte

W. Meyhöfer

Homologe Inseminationen, heterologe Inseminationen, In-vivo-, In-vitro-Fertilisationen bis zum Embryotransfer zur Leihmutter. Reproduktionsmedizin mit andrologischer, gynäkologischer, genetischer Forschung und ihre Anwendung in den letzten Jahrzehnten stellt nicht nur Mediziner vor neue Aufgaben und Bewältigungen, sondern löst allgemeine Diskussionen aus und führt zur Kritik: Wie weit soll die Reproduktionsmedizin vorangetrieben werden? Erfolgsmeldungen mit Geburten von Zwillingen und Drillingen kamen vor einigen Jahren nach Aufbau der In-vitro-Fertilisation und des Embryotransfers aus England, Australien und Amerika über die Tageszeitungen, bevor sie in Fachzeitschriften bekannt wurden. Ungeheurer Publizität der klinischen Forschung scheinen auf diesem Gebiet kaum Grenzen gesetzt. Rundfunk und Fernsehen stürzten sich auf dieses Thema. Schließlich wollten die Mediziner, Psychologen, Juristen und Theologen nicht nachstehen, veranstalteten Tagungen und Seminare, in denen zu den zuletzt genannten Punkten Stellung genommen wurde. Ethikkommissionen wurden gebildet, der Gesetzgeber wurde schließlich aufgerufen, zu befinden, was darf gemacht werden? Inwieweit darf die klinische Anwendung von Forschungsergebnissen gehen? Dürfen Experimente außerhalb des Mutterleibs an Embryonen erfolgen? Genforschung – ein hoher Begriff! Darf es erlaubt sein, Gene mit Krankheitsmerkmalen zu eliminieren? Wer sagt uns, wer die Forschung überwacht, auch an lebenden Embryonen?

Nach jahrzehntelanger Tätigkeit auf dem Gebiet der Fertilität fällt es mir sehr schwer, zu allem, was in der Reproduktionsmedizin in den letzten Jahren passiert, „Ja" zu sagen. Ich verstehe den Enthusiasmus engagierter Kliniker auf diesem Gebiet, glaube aber doch, daß wir Mediziner uns selbst Grenzen setzen müssen. Es drängen sich viele Fragen u.a. auch zur Ethik auf. Muß alles Machbare auch gemacht werden? Beachten wir auch bei dieser hochtechnisierten Medizin genügend psychologische Aspekte? Denken wir daran, daß wir nur 20% Graviditäten bei der In-vitro-Fertilisation erwarten dürfen? Hoch ist die Zahl der Aborte. Die Beratung der Ehepaare sollte hier doch sehr eingehend sein, nicht, wie ich glaube, einladend und ermunternd. Auch hören wir häufig, daß die Mediziner den Psychologen in den Kliniken Aufgaben allein vor, während und nach der In-vitro-Fertilisation überlassen und außer guten Zusprüchen können die Patienten – gerade die Frauen – von den Medizinern wenig erwarten. Ich glaube, hier sollten die Gynäkologen und Andrologen nicht nur die Beherrschung der Technik für die In-vitro-Fertilisation anstreben. Sie sollten sich mit den Patienten gemeinsam um Lösungen bemühen, die den psychosomatischen Bereich betreffen und vor allem auch Grenzen erkennen und Zumutbares und Nichtmehr-Zumutbares auseinanderhalten. Sie selbst müssen neben der Betreuung durch die Psychologen Verantwortung für das noch zu Schaffende, noch Tragbare übernehmen.

Ich teile nicht die Meinung der Gegner jeglicher Reproduktionsmedizin. Ich bin ein Befürworter der heterologen Insemination bei gezielten Indikationen, hierzu zähle ich auch die seelischen. Meine Erfahrungen in den letzten 15 Jahren brachten mir hier immer wieder Bestätigung der Richtigkeit meines Handelns, meines ärztlichen Tuns. Ich sehe Verständnisgrenzen in mir, für die oben aufgezeigten Möglichkeiten der Reproduktionsmedizin, und ich bejahe die möglichst baldige Verabschiedung von gesetzlichen Regelungen, die die Forschung auf diesem Gebiet und die klinische Anwendung betreffen. In diesem Zusammenhang sei es erlaubt, auf die von manchen Forschergruppen angestrebten Ziele hinzuweisen, die den vollkommenen Menschen im wahrsten Sinne des Wortes zu gestalten beabsichtigen. Diese Bestrebungen gehen weit zurück, bis in die 20er Jahre. Bereits damals bestanden Überlegungen amerikanischer Humangenetiker, der Welt über Samenbanken mit hochwertigem Sperma zu hochqualifizierten Menschen zu verhelfen. In der Zeit des Nationalsozialismus wurde in den 40er Jahren ein Gesetz verabschiedet, aber nicht publik gemacht, in dem heterologe Inseminationsdurchführungsanordnungen erlassen wurden. Sicherlich mit dem Ziel „Elitemenschen" zu „züchten". Auf der anderen Seite vernichtete die Diktatur sog. unwertes Leben.

Hier erübrigt sich jeder Kommentar! Trotzdem brauchen wir Gesetze, die solche Manipulationen von vornherein undenkbar machen.

Wie eingangs erwähnt, brauchen wir aber auch gesetzliche Regelungen für die heterologe Insemination, damit die Rechtsunsicherheit auf diesem Gebiet beendet wird. Die standesrechtliche Seite allein reichte und reicht nicht aus. Die Ärzte müssen wissen, in welchen Fällen sie heterologe Inseminationen durchführen dürfen. Die Kriterien für die Spenderauswahl müssen aufgezeigt werden, die Anonymität der Spender muß gesetzlich abgesichert werden. Die Stellung des Ehemannes als nicht biologischer Vater und die Rechte des Kindes müssen klar umrissen werden. Bisher sind all die letztgenannten Fragen in der Bundesrepublik offen, jederlei Klage möglich. In einer Reihe von Nachbarländern sind klare Verhältnisse gesetzlich geschaffen worden, dies u. a. in England, in der Schweiz und in der DDR.

Wir haben in unserem Hause seit Anfang der 70er Jahre, seit dem der Bundesärztetag die standesrechtlichen Bedenken gegenüber der heterologen Insemination abgebaut hatte, in einzelnen Fällen, in denen wir die Zeugungsfähigkeit des Ehemannes nicht erreichten, bzw. humangenetische Indikationen vorlagen, nach ausführlichen Gesprächen mit den Ehepaaren heterologe Inseminationen durchgeführt. Dies vor allem auch dann, wenn von den Ehepaaren Adoptionen abgelehnt wurden und der Wunsch der Ehefrauen, ein Kind auszutragen, auch von den Männern ersehnt und psychisch mit unterstützt wurde. Erbschaftsfragen und

negative Beurteilungen Bekannter und Verwandter dieser Ehepaare zur Kinderlosigkeit waren für uns keine Gründe bei der Zustimmung der heterologen Insemination, obwohl vor allem letztgenannte immer wiederkehrende Argumente, die die Psyche der Ehepaare strapazierten, von uns nicht unterbewertet wurden. Ärztliche Gespräche mit Hinweisen auf ethische, juristische, theologische und sozialmedizinische Probleme reichten uns aber schließlich nicht aus, um Ehepaaren genügend Information über Fremdsamenübertragungen und Folgen geben zu können oder auch nach Gesprächen eine Ablehnung der Fremdsamenübertragung zu begründen. So nehmen wir uns in den letzten Jahren vor allem der psychologischen Aspekte der heterologen Insemination durch die Aufnahme einer Psychologin in unseren Arbeitskreis verstärkt an. Es erfolgten psychosomatische Paargespräche, Durchführung von sogenannten Gießen-Tests, Gießener Beschwerdebogen, entwickelt von Brähler und Beckmann, an der Psychosomatischen Klinik in Gießen. Die gewonnenen Erfahrungen in den letzten 5 Jahren brachten uns erhebliche neue Erkenntnisse, die wir in Publikationen niedergelegt haben (siehe dazu auch Beitrag Brähler). Bemerkenswert erscheint mir aus dieser Untersuchungsreihe, daß nach Paargesprächen 17% der Ehepaare den Wunsch nach Kindern für die heterologe Insemination zurückgestellt bzw. abgelehnt haben.
Über die Auswahl unserer Spender und die Durchführung der Insemination, sowie deren Erfolgsquote s. Beitrag Meyrhöfer/Weiss. In einer neuen Zusammenstellung unserer Behandlungsergebnisse aus den letz-

ten Jahren, in denen die oben angegebenen psychologischen Analysen und Betreuungen durch unsere Psychologin erfolgten, wurden bei 121 Ehepaaren 50 problemlos verlaufende Schwangerschaften erfaßt, 13 Paare sind noch in Behandlung, bei 16 Paaren stellten wir Inseminationen nach der psychologischen Beratung zurück. 25 Paare kamen nach psychologischen Erstgesprächen nicht mehr in die Behandlung. 17 Paare haben nach einer oder mehreren Inseminationszyklen die weiteren Inseminationen abgelehnt.

Vieles gibt es auf diesem Gebiet noch zu erarbeiten, zu begreifen, das Erlebnis der Vaterschaft bei künstlicher Befruchtung. „Was wird aus den Vätern?" (Geneviève Delaisie de Parseval). Welche Motivationen haben Männer zur Samenspende, entwickeln sie Vaterschaftsphantasien?

Von der humangenetischen Seite werden wir zu heterologen Inseminationen bei entsprechenden Chromosomenkonstellationen aufgerufen. Herr Fuhrmann wird diese Indikationen später darstellen.

Jahrelange Erfahrungen über Schwangerschaft und Geburt nach Fremdsamenübertragungen sammelte Herr Kollege Tauber. Er hat nach dem Bundesgerichtsurteil vor einigen Jahren, das Fragen zur Anonymität der Spender und der Einklagbarkeit zur Nennung des biologischen Vaters mit beinhaltete, die Durchführung von Fremdsamenübertragungen eingestellt.

Zur Rechtsauffassung in der Bundesrepublik wird Herr Heinze berichten. Die Rechtssituation bei heterologen Inseminationen in der Schweiz stellt Herr Litschgi aus Schaffhausen dar.

Abschließen möchten wir unsere Tagung mit soziologischen Gesichtspunkten zur heterologen Insemination, ein noch sehr wenig bearbeitetes Feld und Neuland. Hier erlaubt sicher erst die Forschung nach weiteren ein bis zwei Jahrzehnten eine umfassendere Beurteilung. Herr Reck wird sich zu dieser Problematik äußern.

Partnerbeziehungen bei der heterologen Insemination

Ch. Brähler

Die heterologe Insemination stellt einen schwerwiegenden Eingriff in die Paarbeziehung dar und dient gleichzeitig der Familiengründung. Die Entscheidung für die Fremdsameninsemination, die Behandlung selbst und die darauffolgende Schwangerschaft oder aber auch das Mißlingen der Behandlung – all diese Etappen verlangen von den Paaren ein hohes Maß an seelischer Verarbeitung. Deshalb gilt unser besonderes Augenmerk der Paarbeziehung und ihrer inneren Dynamik.

In der folgenden Untersuchung werden die Besonderheiten von Paaren mit Wunsch nach heterologer Insemination herausgearbeitet.

Untersucht wurden 2 Teilstichproben, eine mit 25 Paaren und eine mit 96 Paaren; alle Paare entstammen der Klientel der andrologischen Ambulanz der Universitätsklinik Gießen und hatten den Wunsch nach heterologer Insemination. Die Teilstichprobe 1 wurde bereits in Zusammenhang mit einer Gruppe funktionell steriler Paare untersucht. In allen Fällen waren die Männer als infertil diagnostiziert worden (Brähler u. Meyhöfer 1985).

Nach der andrologischen Abklärung wurden mit jedem der Paare mindestens 2 ausführliche, halbstrukturierte Gespräche geführt. Dem ersten Gespräch folgte eine testdiagnostische Untersuchung mit Gießen-Test (GT) Selbstbild und Fremdbild und dem Gießener Beschwerdebogen (GBB). Die Testergebnisse wurden im zweiten Gespräch mit dem Paar besprochen und in die psychologische Paarberatung miteinbezogen.

Eine kurze Anmerkung zu den Untersuchungsinstrumenten:

Der Gießener Beschwerdebogen (GBB) erfaßt das subjektive Erleben von Körperbeschwerden und läßt Rückschlüsse auf die individuelle Bedeutung von Körperstörungen und die allgemeine Befindlichkeit des Untersuchten zu. Er enthält 57 Items aus den Bereichen Allgemeinbefinden, Vegetativum, Schmerzen und Emotionalität. Vier Beschwerdekomplexe mit je 6 Items werden zu Skalen zusammengefaßt: (1) Erschöpfung, (2) Magenbeschwerden, (3) Gliederschmerzen und (4) Herzbeschwerden (Brähler u. Scheer 1983).

Der Gießentest (GT) ist als Instrument der Individualdiagnostik und auch zur Untersuchung von Paarstrukturen verwendbar. Mit der Beantwortung des Fragebogens entwirft jeder anhand von 40 Items ein Selbstbild von sich und eine Fremdeinschätzung des Partners bzw. der Partnerin. 30 der 40 Items werden zu 5 Skalen zusammengefaßt: (1) soziale Resonanz, (2) Dominanz, (3) Kontrolle, (4) Grundstimmung, (5) Durchlässigkeit (Tabelle 1).

Tabelle 1. Kurzbeschreibung der modifizierten Standardskalen des GT (Brähler und Beckmann 1981)

Skala 1: Soziale Resonanz

links:
negativ sozial resonant (NR)

rechts:
positiv sozial resonant (PR)

unbeliebt (16), mißachtet (23), anderen fern (25), nicht kooperationsbereit (28), nicht durchsetzungsfähig (33), unattraktiv (37)

beliebt (16), geachtet (23), anderen nahe (25), kooperationsbereit (28), durchsetzungsfähig (33), anziehend (37)

Skala 2: Dominanz

links:
dominant (DO)

rechts:
gefügig (GE)

dominierend (3), reizbar (6), konkurrierend (7), auseinandersetzungsfreudig (22), eigensinnig (31), dramatisierend (35)

gern sich unterordnend (3), nicht reizbar (6), kaum konkurrierend (7), nicht auseinandersetzungsfreudig (22), fügsam (31), nicht dramatisierend (35)

Skala 3: Kontrolle:

links:
unterkontrolliert (UK)

rechts:
zwanghaft (ZW)

untüchtig (9), verschwenderisch (13), nicht wahrheitsliebend (18), unordentlich (21), bequem (24), unstetig (38)

tüchtig (9), sparsam (13), wahrheitsliebend (18), überordentlich (21), übereifrig (24), stetig (38)

Skala 4: Grundstimmung

links:
hypomanisch (HM)

rechts:
depressiv (DE)

nicht beeinflußbar (4), unbekümmert (5), nicht ängstlich (8), nicht bedrückt (14), nicht selbstkritisch (29), nicht besorgt um Andere (32)

beeinflußbar (4), bekümmert (5), ängstlich (8), bedrückt (14), selbstkritisch (29), besorgt um Andere (32)

Skala 5: Durchlässigkeit

links:	rechts:
durchlässig (DU)	retentiv (RE)
vertrauensselig (10), in der Liebe ausdrucksfähig (11), viel preisgebend (15), aufgeschlossen (19), in der Liebe hingabefähig (30), in der Liebe erlebnisfähig (34)	eher mißtrauisch (10), in der Liebe nicht ausdrucksfähig (11), wenig preisgebend (15), verschlossen (19), in der Liebe nicht hingabefähig (30), in der Liebe nicht erlebnisfähig (34)

Eine Analyse der Paarinteraktion leitet sich aus der korrelativen bzw. additiven Verknüpfung der Selbst- und Fremdbilder von Mann und Frau im Gießen-Test ab. Zur Ermittlung typischer Paarstrukturen im Gießen-Test wurde auf die 2. Teilstichprobe von 96 Paaren die Q-Faktorenanalyse angewandt, wobei mit Hilfe von Korrelationsmaßen ähnliche Profile gruppiert werden. Ausgewählt wurde die 4-Faktoren-Lösung, die 52% der Gesamtvarianz erklärt. Mit den Paarprofilen, die eine eindeutige Ladung .40 mit den Faktoren aufweisen, wurden 4 Gruppen gebildet, dann wurde die Trennschärfe der Paarprofile mit den Gruppen berechnet und die Gruppen aufgrund dieser Analyse endgültig bestimmt (dieses Verfahren ist analog dem Vorgehen der Itemanalyse bei Fragebögen). 71 der 96 Paare der zweiten Teilstichprobe ließen sich eindeutig mit einer Ladung .40 den nach der Faktorenanalyse gebildeten Gruppen zuordnen. 15 der 25 Paarprofile der ersten Teilstichprobe zeigten eindeutige Ladungen .40 auf die 4 Gruppen aus der 2. Teilstichprobe und wurden bei der Betrachtung der Außenkriterien zur Validierung miteinbezogen.

Es fanden sich also 4 typische Paarstrukturen im Gießen-Test. Diese Paargruppen unterscheiden sich hochsignifikant in ihrem Körpererleben. Auch die aus den psychologischen Gesprächen fokusierten Problemfelder der Paare sind in den einzelnen Untergruppen spezifisch. Die Varianzanalyse zwischen den 4 Gruppen ergab keine Alterabhängigkeit.

Nachfolgend werden die 4 Paargruppen bei heterologer Insemination dargestellt.

Paargruppe 1 (Abb. 1) ist die größte Gruppe mit 45 Paaren der Gesamtstichprobe. Auffallend ist bei diesen Paaren die große Übereinstimmung der Beschreibung von Mann und Frau im GT. Es gibt keine Rollenteilung, beide nehmen ähnliche Positionen ein. Beide beschreiben sich sozial resonant, dominant und zwanghaft, wobei die Männer die Durchsetzungsfähigkeit und Zwanghaftigkeit ihrer Frauen besonders betonen. Darüber hinaus beschreiben sich beide Partner hypomanisch, die Männer mehr, die Frauen weniger. Die Männer sehen bei ihren Frauen eher eine Tendenz zu einer etwas depressiven Grundstimmung. Beide halten sich für durchlässig und sehen diese Offenheit beim Partner noch ausgeprägter.

Bei dieser Paargruppe handelt es sich um erfolgreiche, selbstsichere Paare, die offen sind und das Leben nicht so schwer nehmen. Im Körperbeschwerdebogen nennen sie besonders wenig Beschwerden und die Beschwerden, die sie nennen, halten sie eher nicht für seelisch bedingt. Bei diesen Paaren scheint alles pro-

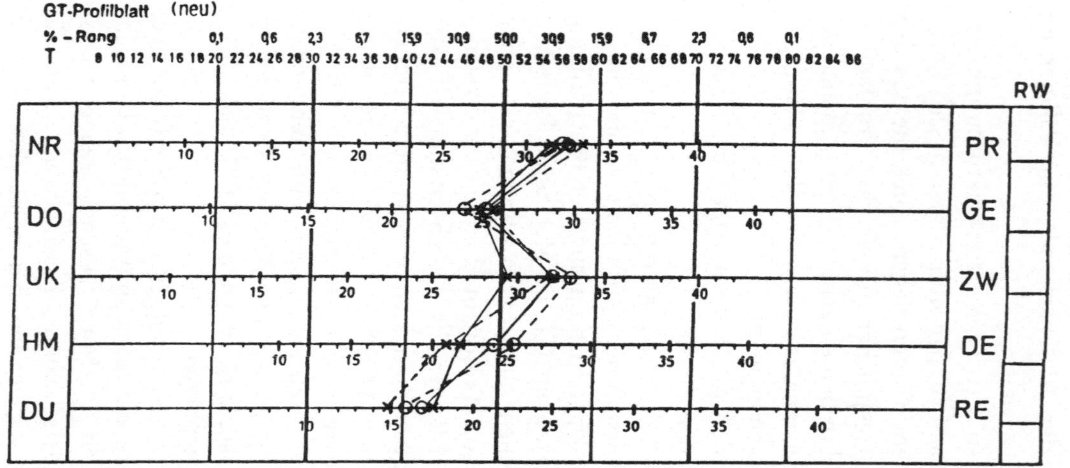

Abb. 1. Typ I AID (n = 45 Paare)

blemlos. Diese Einschätzung wird auch in den Gesprächen bestätigt. Es sind erfolgreiche, aufgeschlossene Leute, die harmonisch zusammenleben. Sie haben keine deutlich wahrnehmbaren Konfliktbereiche und auch im Gespräch werden Emotionen kaum spürbar. Es läßt vermuten, daß das gewünschte Kind zu noch mehr Normalität beitragen soll. Aber es soll wohl auch Emotionen und Leben in die Beziehung tragen und zur Vitalisierung der Eltern beitragen.

Paargruppe 2 (Abb. 2) umfaßt 13 Paare. Beide Partner, besonders aber die Frauen, beschreiben sich negativ sozial resonant. Die Männer erleben ihre Frauen selbstsicherer. Bezüglich der Dominanz haben sie Rollenteilung, und zwar sind die Frauen durchsetzungsfähig, die Männer gefügig. Die jeweils komplementäre Eigenschaft des Partners wird von beiden besonders betont, so daß sich hier ein Konfliktbereich vermuten läßt. Weiterhin sind die Paare übereinstimmend etwas unterkontrolliert. Die Frauen sind sehr depressiv und sehen die Männer eher hypomanisch, während die Männer sich mit etwas bedrückterer Grundstimmung charakterisieren. Auf Skala 5 beschreiben sich die Männer eher retentiv, die Frauen eher durchlässig. Wie in Skala 2 werden die komplementären Verhaltensweisen des Partners besonders betont, was ebenfalls einen Konfliktbereich im Intimbereich vermuten läßt. Diese Vermutung wird auch durch den Beschwerdebogen unterstützt. Beide Partner der Gruppe 2 klagen gehäuft über sexuelle Untererregbarkeit.

Die Gespräche zeigen, daß bei diesen Paaren die Frauen häufig die Rolle einer Mutter oder Erzieherin

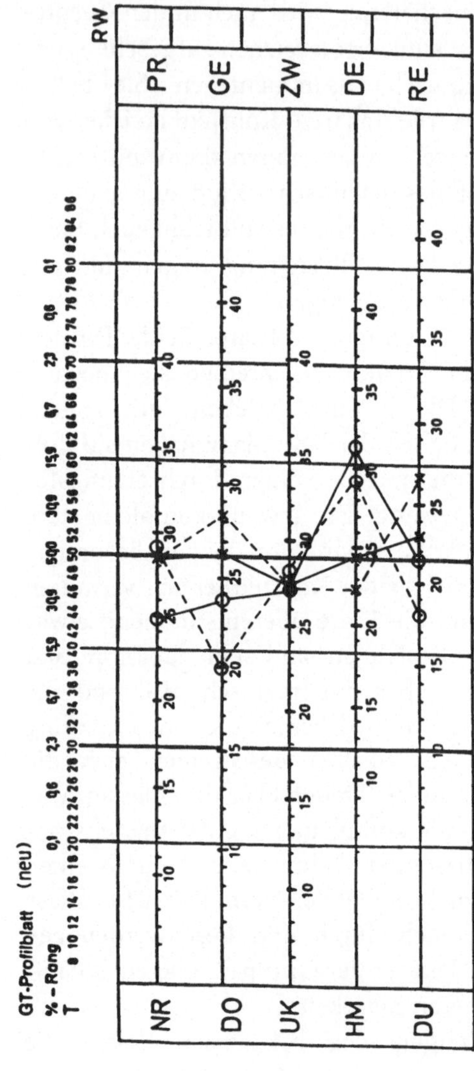

Abb.2. Typ II AID (n = 13 Paare)

des Mannes einnehmen. Beide Partner vermitteln den Eindruck von gestörter Geschlechtsidentität. Die Frauen sind verantwortlich für die Gestaltung des Zusammenlebens und sie leiden darunter. Der Leidensdruck manifestiert sich auch körperlich. Sie haben besonders viele Beschwerden in den Bereichen Erschöpfung und Gliederschmerzen. Beide Beschwerdebereiche sind charakteristische Syndrome bei Depressivität. Außerdem klagen diese Frauen besonders häufig über Unterleibsschmerzen.

Bei der Paargruppe 2 handelt es sich also um Paare mit Problemen im Bereich der Geschlechtsidentität. Die Mangelgefühle auch im Bereich der Sexualität werden von den Frauen besonders stark empfunden, die insgesamt offener und gefühlsbetonter sind als ihre Männer. Hier mag das Kind als Entschädigung für den unbefriedigenden Beziehungsalltag dienen.

Paargruppe 3 (Abb. 3) umfaßt 16 Paare der Gesamtstichprobe. Die einzige Komplementarität dieser Paare liegt auf der Dominanzebene. Die Männer sind dominanter, die Frauen fügen sich. Auf allen anderen Skalen haben die Eheleute ähnliche Positionen. Sie sind etwas negativ sozial resonant, zwanghaft, depressiv und durchlässig. Die Männer sind besonders zwanghaft, die Frauen besonders depressiv.

Im Beschwerdebogen klagen besonders die Frauen über Gliederschmerzen und Erschöpfung, was als Korrelat zu ihrer Grundstimmung zu verstehen ist. Die Männer klagen vermehrt über geschlechtliche Untererregbarkeit, Schlafstörung, Gleichgewichtsstörung und Schwächegefühle.

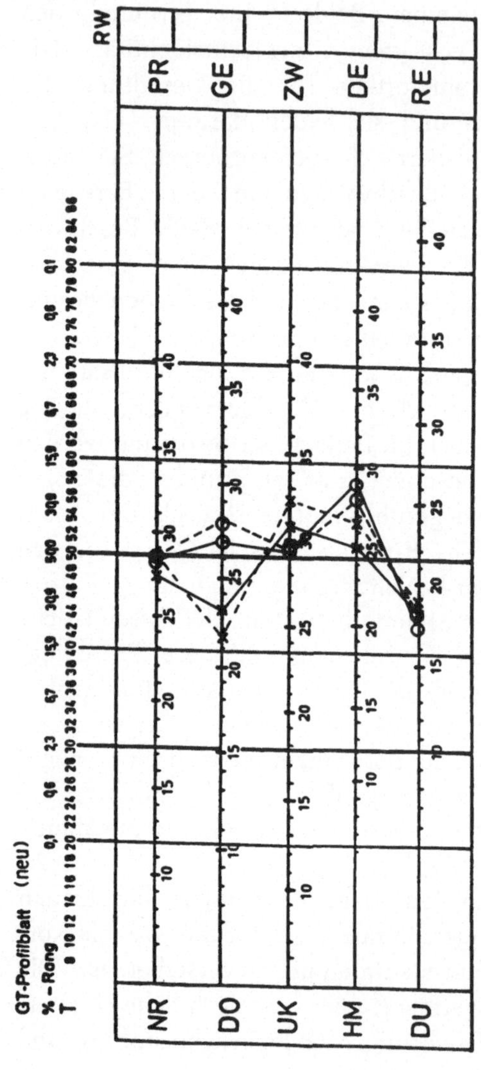

Abb.3. Typ III AID (n = 16 Paare)

18

Bei diesen Paaren ergaben sich wichtige Informationen aus den Gesprächsprotokollen. Es handelt sich zum einen um Männer und Frauen mit sehr tiefen Persönlichkeitsstörungen, die aus chaotischen Herkunftsfamilien stammen. Aber es findet sich auch eine Häufung von Paaren, bei denen die Sterilität der Männer durch besonders schwere Erkrankungen bedingt ist, wie Querschnittslähmung, Hodenkarzinom, einer der Männer ist Dialysepatient. Die Phantasien dieser Paare kreisen um Zerstückelung und Tod. Bei diesem Paartypus dient die Zwanghaftigkeit, besonders der Männer, als Schutz vor existentiellen Ängsten, die entweder im Inneren lauern, oder aber aus realen Bedrohungen der körperlichen Integrität stammen.

Paargruppe 4 (Abb. 4) umfaßt 12 Paare. Hier fällt die ausgeprägte Rollenteilung auf, die von beiden auch sehr ähnlich gesehen wird. Sie beschreiben die Ehe vom starken Mann und der schwachen Frau. Er ist positiv resonant und wird von seiner Frau dominant beschrieben, er selbst hält sich eher für etwas gefügig. Übereinstimmend wird er von beiden unterkontrolliert, hypomanisch und durchlässig beschrieben. Die Frau hält sich für negativ sozial resonant, ihr Mann beschreibt sie anerkannter. Übereinstimmung herrscht bezüglich ihrer Gefügigkeit, Zwanghaftigkeit, Depressivität und Retentivität.

Diese Paarstruktur zeichnet fast klischeehaft das traditionelle Bild von Männlichkeit und Weiblichkeit. Der Mann: stark, durchsetzungsfähig, ungezwungen, offen, angstfrei. Die Frau: selbstunsicher, fügsam, ordentlich, bedrückt und scheu. Die ausgeprägte

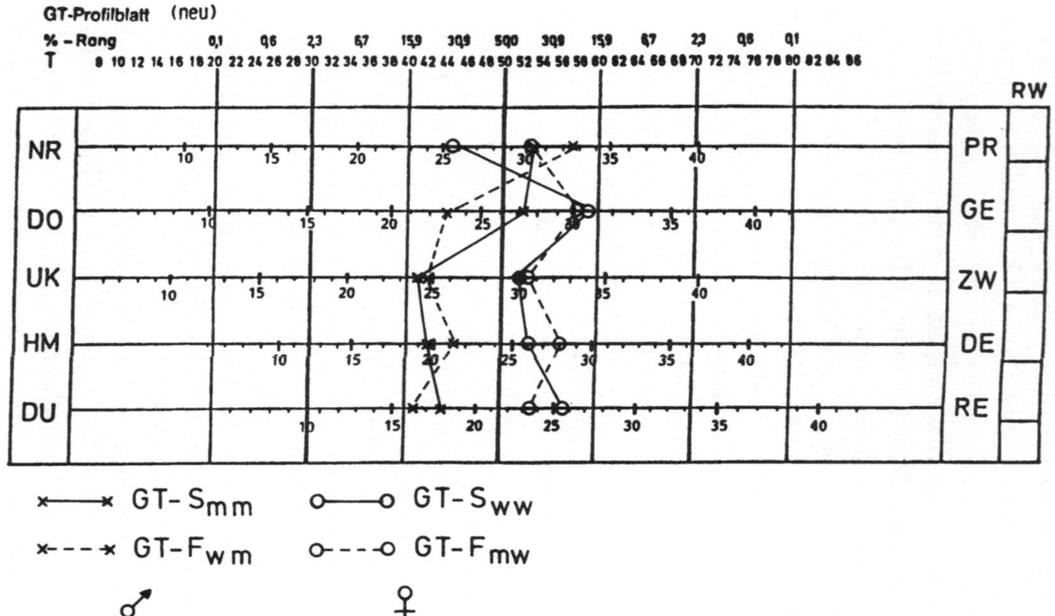

Abb. 4. Typ IV AID (n = 12 Paare)

geschlechtliche Untererregbarkeit und Müdigkeit der Frauen im GBB runden dieses Bild noch ab. Auffallend bei den Männern ist im Beschwerdebogen, daß sie die Beschwerden für besonders wenig seelisch bedingt halten. Auch in den Gesprächen wird deutlich, daß die Männer die starken und tüchtigen Beschützer ihrer Frauen sind. In dieses Bild von Männlichkeit paßt Sterilität so ganz und gar nicht. Die Männer hoffen, mit Hilfe der heterologen Insemination das alte Gleichgewicht wiederherzustellen. Sie wollen ihren Frauen auf diese Weise Mutterschaft ermöglichen. Die Frauen „sollen bekommen, was alle anderen auch bekommen". Dies ist eine immer wiederkehrende Formulierung.

Bei allen 4 Paargruppen ist der Wunsch nach einem Kind zentrales Thema der Paarbeziehung, der motivationale Hintergrund scheint sich jedoch zu unterscheiden. Auffallend ist die große Normenkonformität der Paartypen 1 und 4. Bei diesen beiden Gruppen sind die gesellschaftlichen Rollenerwartungen mitbestimmend bei der Entscheidung zur heterologen Insemination. Bei den Paartypen 2 und 3 scheinen eher innerpsychische Bedürfnisse der Partner den Kinderwunsch zu determinieren. Diese Paare bedürfen daher einer besonders intensiven Beratung und Betreuung.

Weiterhin soll die hier vorgestellte Typisierung als Grundlage für eine katamnestische Untersuchung dienen, die der Frage nach möglichen Zusammenhängen zwischen Paarstruktur und weiteren Behandlungsverlauf nachgeht.

Welche Paare werden schwanger?
Welche Paare nicht?

Welche Paare entscheiden sich nach eingehender Beratung gegen AID?

Abschließende katamnestische Ergebnisse liegen noch nicht vor, weil sich viele der Paare noch in Behandlung befinden.

Es finden sich aber schon jetzt hochsignifikante Zusammenhänge. Danach ist die Schwangerschaftsrate in den ersten beiden Gruppen sehr viel höher als bei den anderen beiden. Die wenigsten Schwangerschaften finden sich in Gruppe 3. In Gruppe 1 – das sind die erfolgreichen Paare – findet sich aber auch eine signifikante Häufung von Fehlgeburten.

Die katamnestischen Daten machen die Dynamik des Behandlungsverlaufs deutlich und können Hinweise geben, welche Paare eine besondere medizinische und psychologische Betreuung benötigen.

Literatur

Brähler Ch, Meyhöfer W (1985) Psychologische Aspekte der Fertilitätsstörungen. Welt 36: 230–41

Brähler E, Beckmann D (1981) Stabilität der Gießen-Test-Skala. Diagnostica 27: 110–126

Brähler E, Scheer JW (1983) Der Gießener Beschwerdebogen (GBB). Huber, Bern

Stellung der Andrologie bei der Übertragung von Spendersamen; Indikation und Spenderauswahl

W. Meyhöfer u. V. Weiss

Im folgenden Bericht wird über die Arbeit der andrologischen Abteilung der Universitäts-Hautklinik Gießen bezüglich der Durchführung einer heterologen Insemination (AID) berichtet.

In diesem Zusammenhang traten im Zeitraum von April 1984 bis September 1985 96 Ehepaare an uns heran.

Ein Großteil der Ehepaare stellte sich in unserer Fertilitätssprechstunde bereits mit dem Wunsch nach der Durchführung einer Samenübertragung vor. In diesen Fällen hatten auswärts durchgeführte Untersuchungen eine Zeugungsunfähigkeit des Mannes ergeben, oder bereits durchgeführte Therapieversuche hatten nicht zu der gewünschten Gravidität der Ehefrau geführt. Sollte sich bei der Durchsicht der Vorbefunde ergeben haben, daß nicht sämtliche bewährten Therapiemöglichkeiten ausgeschöpft wurden, stellten wir die Durchführung von Samenübertragungen mit Spendersamen zunächst zurück und leiteten eine entsprechende Behandlung ein. Es kommen immer wieder Fälle vor, in denen nur unzureichende Diagnostik betrieben wurde, oder neue Erkenntnisse zur Therapie der sterilen Ehe nicht berücksichtigt wurden. Gelegentlich kann es bei diesen Patienten, z. B. unter Verwendung von aufbereitetem Splitejakulat und Durchführung homologer Inseminationen, oder mit Hilfe der In-vitro-Fertilisation mit anschließendem Embryotransfer gelingen, eine Gravidität im homologen System herbeizuführen. Wir würden in oben erwähnten Fällen die heterologe Insemination nicht ablehnen, sondern lediglich zurückstellen wollen.

Ein Teil der Ehepaare, bei denen wir die heterologe Insemination durchführten, bestand aus unserem Patientenklientel. Grundsätzlich ist zu sagen, daß wir bei erwiesener Zeugungsunfähigkeit bzw. erfolgloser Therapie bei pathologischen Spermiogrammbefunden dem Ehepaar keine heterologe Insemination vorgeschlagen haben, um dem Ehepaar einen eigenen Entscheidungsprozeß zu ermöglichen. Bei therapierefraktärer Sterilität schlugen wir vielmehr die Beantragung einer Adoption vor. Wegen der begrenzten Zahl der zur Adoption zur Verfügung stehenden Kinder und den hieraus resultierenden langen Wartezeiten halten wir es für gerechtfertigt, die Ehepaare auf die Möglichkeit der Adoptionsbeantragung hinzuweisen, noch während sie sich in der Behandlung befinden. Dies trifft für die Gruppe der Männer zu, die hochpathologische Spermiogrammbefunde aufweisen und eine schlechte Prognose bezüglich des therapeutischen Erfolges haben. Leider ist es auch heute noch so, daß Ehepaare über viele Jahre hinweg behandelt werden, ohne daß der behandelnde Arzt des Mannes oder der Ehefrau den Mut hat, die Therapie, die zu keiner Schwangerschaft führte, abzubrechen. Eine solche Entscheidung – ein Aufgeben – stellt in der Regel eine erhebliche seelische Belastung für das Paar dar. Jeder weiß, daß der unerfüllte Kinderwunsch einen erheblichen Leidensdruck verursachen kann, so daß der Betreffende nur jede Möglichkeit, jeden Strohhalm – der das „erlösende Kind" verspricht – ergreift.

Die häufigsten Diagnosen, bei denen wir die Indikation zur Durchführung heterologer Inseminationen stellten, waren: primäre Hodenschäden, z. B. bei zu später Operation eines Maldescensus testis, bei Klinefelter-Syndrom, bei Traumen oder primären Spermiogeneseschäden ungeklärter Ursache (Tabelle 1).

Im Ejakulatbefund fanden wir bei den erwähnten Fällen eine Azoospermie oder eine Kryptozoospermie. Charakteristischerweise sind bei den primären Hodenschäden die Serumgonadotropine entweder basal erhöht oder im LHRH-Test überschießend stimulierbar.

Bei Kryptozoospermien, also hochpathologischen Spermiogrammbefunden, halten wir bei normalen basalen Gonadotropinwerten, die im LHRH-Test eine regelrechte Stimulierbarkeit aufweisen, einen medikamentösen Behandlungsversuch für gerechtfertigt und auch aus Gründen der rechtlichen Absicherung für erforderlich. In Einzelfällen kann insbesondere unter der Verwendung gonadotropinartiger Präparate eine Verbesserung erzielt werden. In diesen Fällen stellten wir die Durchführung der heterologen Insemination zurück, was bei entsprechend aufgeklärten Patienten immer das entsprechende Verständnis fand und nicht

Tabelle 1. Diagnosen der männlichen Patienten, bei denen wir die Indikation zur heterologen Insemination stellten (N 110)

Klinefelter-Syndrom	28
maldeszensus testis – zu spät behandelt	24
Verschlußazoospermien	7
Querschnittslähmung	2
genetische Indikation	1
Azoospermien und Kryptozoospermien unklarer Genese (therapierefraktär oder bei hypergonadotropen Hormonwerten)	48
	110

als ein bloßes Herauszögern einer Entscheidung aufgefaßt wurde.

Neben der großen Gruppe der primären Spermiogenesestörungen würden wir die heterologe Insemination bei normaler Samenzellbildung befürworten, bei Verschlußazoospermien, bei denen keine operative Rekonstruktion der Vasa deferentia sowie das Anlegen einer alloplastischen Spermatozele möglich ist, aus humangenetischer Indikation, oder in Einzelfällen, z. B. bei Störungen der Ejakulation infolge Rückenmarkverletzungen oder sonstiger Innervationsstörungen. An dieser Stelle ist darauf hinzuweisen, daß die heterologe Insemination nie eine Standardmethode im Rahmen der Fertilitätsbehandlung sein kann. Sie sollte immer Einzelfällen vorbehalten bleiben und mit der nötigen Berücksichtigung der Situation des Paares erfolgen.

Die Entscheidung zur Durchführung der heterologen Insemination kann selbstverständlich nicht nur von dem andrologischen Befund abhängig gemacht werden. In Zusammenarbeit mit unserer Psychologin versuchten wir einen Eindruck über die Lebenssituation des Paares sowie den psychologischen Befund zu bekommen. Es kam durchaus vor, daß wir im Interesse des Kindes bei nichtzufriedenstellender sozialer Situation des Paares eine Insemination ablehnten. Eine solche Entscheidung war von unserem eigenen subjektiven Ermessen abhängig und wurde in Gesprächen – Arzt/Psychologin – getroffen. Daß es nicht leicht ist, eine solche Entscheidung dem Ehepaar unter Einbeziehung der Testergebnisse einsichtig zu machen, ist klar, aber unvermeidbar.

Das erste Gespräch bezüglich der heterologen Insemination wurde von dem Ehepaar mit dem die spätere Insemination durchführenden Arzt geführt. Zunächst wurde geprüft, ob anhand der klinischen Befunde überhaupt die Indikation für die Samenübertragung mit Spendersamen besteht. Ist dies der Fall, versuchten wir im Gespräch zu eruieren, welche Überlegungen das Ehepaar zu diesem Wunsch führte.

Ein Großteil unserer Patienten hatte sich bereits vergeblich um die Adoption eines deutschen oder ausländischen Kindes bemüht. Ein Teil der Paare lehnte jedoch die Adoption von vornherein ab, wofür hauptsächlich folgende Gründe angegeben wurden: zum einen der Wunsch der Ehefrau eine Schwangerschaft zu erleben, wobei dieses Gefühl auch für den Ehemann von gleicher Wichtigkeit sein könnte. Zum anderen ermöglicht die Anonymität der heterologen Insemination dem Ehemann „sein Gesicht zu wahren“, um so nicht im Kreise seiner Bekannten als zeugungsunfähig, was gleichbedeutend ist mit „kein vollwertiger Mann zu sein", zu gelten. Häufig erschien auch für das Ehepaar die Adoption eines Säuglings durch die Auflagen der zuständigen Behörden unerreichbar. Da zum jetzigen Zeitpunkt die Durchführung einer Abtreibung wesentlich leichter machbar ist (was das Gesetzliche angeht), sind im Vergleich zu früheren Zeiten entsprechend weniger Säuglinge vorhanden, die für eine Adoption zur Verfügung stehen. Hierfür ist sicher auch die immer problemlosere Kontrazeption von Bedeutung.

In dem Erstgespräch versuchten wir dem Ehepaar die derzeitige Rechtslage bezüglich der Samenübertragungen mit Spendersamen zu erklären. Häufig waren hier Mißverständnisse, die aus der Information durch die Laienpresse auftreten, auszuräumen.

Da das Ehepaar häufig von dem behandelnden Gynäkologen nur auf die Möglichkeit der Durchführung der heterologen Insemination hingewiesen wurde, erklärten wir, um möglichst viele Informationen in dem Erstgespräch zu geben, auch die Methodik der Samenübertragung. Es hatte sich als zweckmäßig erwiesen, den Ehepaaren die Samenübertragungen anhand eines von uns erstellten bebilderten Merkblattes zu erläutern. Wir legten auch Muster von Portiokappen vor und erklärten ihr Prinzip.

Ein großes Gewicht nahmen die Fragen der Ehepaare nach der Auswahl der Spender ein. Wir wählten sie entsprechend der Blutgruppe des Ehemanns sowie nach dessen Haarfarbe und Augenfarbe aus. Besondere

Begabungen künstlerischer oder z.B. sportlicher Art wurden von uns nicht berücksichtigt und von den Ehepaaren im allgemeinen auch nie gefordert. Wir können sagen, daß unsere Patienten in der Regel keine „kleinen Einsteins" oder „Boris Beckers" wünschten, sondern mit einem ganz normalen, gesunden Baby zu einer glücklichen Familie gemacht werden wollten.

Zur Kostenfrage: Leider ist es so, daß gerade bei der heterologen Insemination auch Institute, die deutlich auf finanzielle Gewinne ausgerichtet sind, mit dem Leidensdruck des Kinderwunsches Kapital schlagen. Für die Durchführung einer Insemination stellten wir den Ehepaaren 300 DM in Rechnung, was sowohl Spender- als auch Arzthonorar beinhaltete. Dieser Betrag wurde von uns quittiert und konnte von dem Ehepaar bei dessen Krankenkasse eingereicht werden. Ein Großteil bekam hierbei die entsprechenden Beträge vollständig ersetzt. Charakteristisch ist zum jetzigen Zeitpunkt eine große Unsicherheit der Kassen, z.B. herrscht Unklarheit darüber, ob die Krankenkasse des Ehemannes oder der Ehefrau hierfür heranzuziehen sei. Eine Ziffer in der ärztlichen Gebührenordnung gibt es für die heterologe Insemination nicht. Zum jetzigen Zeitpunkt ist keine Krankenkasse verpflichtet, die Kosten für diese Behandlung zu tragen, so daß in vielen Fällen die Ehepaare die Kosten selbst übernehmen mußten, was z.T. bei mehreren Inseminationszyklen eine nicht unerhebliche finanzielle Belastung bedeutet. Je nachdem, ob z.B. auch ein Fertilitätshindernis bei der Ehefrau vorliegt, kann die Chance für einen frühzeitigen Erfolg bei der Inseminationsbehandlung erheblich gemindert sein. Auch eine berufliche Belastung ist nicht unerheblich, wenn z. B. die Ehefrau in jedem Zyklus für 3 Tage von ihrer Arbeit freigestellt werden muß, um die entsprechenden gynäkologischen Untersuchungen durchführen zu können.

Im Anschluß an das ärztliche Erstgespräch stellten wir die Ehepaare zu weiteren Gesprächen sowie zur Durchführung des Gießen-Tests und Körperbeschwerdebogens unserer Psychologin vor. Wir denken, daß somit z. B. auch gegenüber dem Gesetzgeber unsere entsprechende Sorgfalt in der Aufklärung der Ehepaare Rechnung getragen wurde.

Nach einem Zeitraum von mindestens 3 Wochen erfolgte ein zweites psychologisches Gespräch, indem unter anderem auch auf die Ergebnisse der Testfragebögen eingegangen wurde.

Nach diesem Gespräch wurden von dem inseminierenden Arzt und der Psychologin gemeinsam die Entscheidung getroffen, ob eine Samenübertragung mit Spendersamen durchgeführt werden sollte. Je nach Befundkonstellation kann es vorkommen, daß eine heterologe Insemination durchgeführt oder abgelehnt wird, daß wir eine Wartezeit oder unter Umständen eine Psychotherapie empfehlen.

Bevor die erste Samenübertragung durchgeführt wurde, hatten wir nach einem weiteren ärztlichen Gespräch zwischen dem Ehepaar und dem inseminierenden Arzt einen Vertrag geschlossen, aus dem unter anderem hervorgeht:

– daß z.B. gegenüber dem Ehepaar die Identität des
  Spenders, wie auch dem Spender gegenüber die
  Identität des Empfängers in keinem Fall offenbart
  wird,
– daß der Ehemann versichert, die Ehelichkeit des
  erzeugten Kindes nicht anzufechten,
– daß die Eheleute zu keinem Zeitpunkt irgendwelche
  Haftpflicht- oder Unterhaltsansprüche aus der Vornahme der künstlichen Samenübertragung herleiten
  werden,
– daß, trotz der sorgfältigen Auswahl des Samenspenders, keine Sicherheit für das Ausbleiben von
  Gesundheitsstörungen bei Mutter und Kind während und nach der erzeugten Schwangerschaft
  besteht.

Bei der Unterzeichnung des Vertrages ließen wir uns
Heiratsurkunde sowie Personalausweis vorlegen.
Der gynäkologische Part wurde häufig von der hiesi-
gen Frauenklinik übernommen. Dort erfolgte die Vor-
stellung der Ehepaare, nachdem sämtliche Fragen der
Betreffenden ausgeräumt worden waren und der Vertrag über die heterologe Insemination geschlossen war.
Wir arbeiteten jedoch auch mit zahlreichen niederge-
lassenen Frauenärzten zusammen. Da wir nicht mit
Kryosperma inseminierten, sondern frisch gewonnenes
Nativejakulat benutzten, war es erforderlich, daß uns
das Ehepaar den von dem Gynäkologen berechneten
Inseminationstermin einige Tage vorher mitteilte. Um
den befruchtungsfähigen Zeitraum optimal abzudek-
ken, führten wir in der Regel an 2 aufeinanderfolgen-

den Tagen im Zyklus die Samenübertragung durch. Während eines Zyklus wird immer nur der gleiche Samenspender herangezogen. Sollte es z. B. einmal zur Geburt eines mißgebildeten oder sonst geschädigten Kindes kommen, muß es möglich sein, den entsprechenden Spender herauszufinden. Dies ist selbstverständlich auch aus rechtlichen Gründen erforderlich. Die Verwendung eines Samengemischs mehrerer Spender lehnen wir aus den erwähnten Gründen ab.

Die Betreuung der Ehepaare, bei denen eine heterologe Insemination durchgeführt wird, vor, während und nach der Behandlung, sollte auf einem besonders festen Vertrauensverhältnis – Arzt-Patient – basieren. Nur wenn der Arzt die individuellen Probleme und Ängste seiner Patienten kennt, können hierbei gute Erfolge erzielt werden. Wir halten es daher für am günstigsten, wenn die gynäkologische Diagnostik, das Anlegen der Portiokappe sowie die Samenübertragung jeweils von einem Arzt vom Anfang bis zur gewünschten Gravidität durchgeführt wird. Ohne ein entsprechendes Engagement, wenn z. B. einmal der Ovula-

Tabelle 2. Gruppe I

Ehepaare (n = 85), die sich zur ersten heterologen Insemination auf unserer Abteilung vorstellten (Zeitraum: April 1984–September 1985)	
Schwangerschaften	36
Fehlgeburten	5
Frauen, die z. Zt. noch inseminiert werden	26
Ehepaare, die bisher noch nicht inseminiert wurden	18
	85

Tabelle 3. Gruppe I

Schwangerschaften nach dem

1. Inseminationszyklus	18
2. Inseminationszyklus	6
3. Inseminationszyklus	5
4. Inseminationszyklus	1
5. Inseminationszyklus	3
6. Inseminationszyklus	3
7. Inseminationszyklus	1

Tabelle 4. Gruppe II

Ehepaare (n = 11), die bereits 1 Kind durch heterologe Insemination empfangen haben und sich wegen erneutem Kinderwunsch auf unserer Abteilung vorstellten:

Schangerschaften 9

hiervon nach dem

1. Inseminationszyklus	5
2. Inseminationszyklus	2
4. Inseminationszyklus	1
7. Inseminationszyklus	1

Frauen, die
zur Zeit noch
inseminiert
werden   2
      11

tionstermin aufs Wochenende fällt, wird man seinen Ehepaaren wenig helfen können.

96 Ehepaare stellten sich in dem Zeitraum von April 1984 bis September 1985 mit dem Wunsch nach AID auf unserer Abteilung vor. Wir hatten die Ehepaare, die sich zur ersten heterologen Insemination auf unserer

Abteilung vorstellten, getrennt von den Ehepaaren, die bereits ein Kind durch heterologe Insemination empfangen haben und sich wegen erneuten Kinderwunsches auf unserer Abteilung vorstellten, aufgeführt (Tabellen 2–4).

Bei den Ehepaaren der Gruppe II, bei denen die Ehefrauen ja erwiesenermaßen fertil waren, lag erwartungsgemäß die „Trefferquote" höher.

Zur Auswahl unserer Samenspender

Gelegentlich erkundigen sich junge Männer in unserem Klinikum nach dem Vorhandensein einer Samenbank, oder ob hier überhaupt Übertragungen mit Spendersamen durchgeführt werden. Sie werden dann an die andrologische Abteilung weiter verwiesen. Hauptsächlich sind hierbei pekuniäre Interessen maßgebend. Es gibt jedoch auch einige Spender mit recht idealistischen Vorstellungen, die z. T. als Familienväter selbst Kinder haben und kinderlosen Ehepaaren zur Erfüllung ihres Kinderwunsches helfen möchten. Spender, die mit ihrem „wertvollen Erbgut" die „Welt verbessern" wollen, sind mit Skepsis zu betrachten. Spender aus den Risikogruppen für AIDS lehnen wir ab.

Da wir nicht mit Kryosperma inseminieren, ist es für uns von Wichtigkeit, daß die Spender im Raum Gießen beheimatet und gut telefonisch erreichbar sind.

Besonders sorgfältig erheben wir die Anamnese im Hinblick auf Erbkrankheiten in der Familie sowie bereits durchgemachte Erkrankungen. In ausführlichen Gesprächen wird ihnen auch die rechtliche Problematik der Samenübertragung mit Spendersamen vor Augen geführt. Im Anschluß an unser erstes Gespräch führen wir eine mikrobiologische Ejakulatanalyse durch. Bei entsprechend gutem Befund laden wir die zukünftigen Samenspender zu einer zweiten Untersuchung ein, bei der wir verschiedene Laborscreeninguntersuchungen durchführen. Neben der Bestimmung des Blutbildes, der Leberwerte, des Fettstoffwechsels, der BSG und des Blutzuckers erfolgt die Durchführung einer Lues-Serologie, Hepatitisserologie sowie der Ausschluß von HIV-Antikörpern. Nur wenn sämtliche Untersuchungen Normalwerte erbracht haben, würden wir ihn in den Kreis unserer Spender aufnehmen.

Aus rechtlichen Erwägungen lassen wir uns von den Spendern eine Erklärung unterschreiben, daß sie darüber informiert wurden, daß

- die Ehelichkeit eines durch künstliche Samenübertragung gezeugten Kindes unter Umständen angefochten werden kann,
- die Anonymität des Spenders womöglich nicht gewahrt werden kann, wenn ein richterlicher Beschluß dies verlangt,
- die Frage der Unterhaltspflicht bei erfolgreicher Anfechtung der Ehelichkeit derzeit weder gesetzlich noch höchstrichterlich entschieden ist und daß das Kind gegebenenfalls materiell-rechtliche Ansprüche an seinen biologischen Vater, den Samenspender, stellen kann.

Trotz dieser derzeitigen Rechtsunsicherheit verfügen wir glücklicherweise über eine ausreichende Zahl an

Samenspendern, die eine zufriedenstellende Durchführung der heterologen Insemination gewährleistet.
Es ist zu hoffen, daß in absehbarer Zeit durch entsprechende Regelungen des Gesetzgebers in dieser Beziehung endlich Klarheit geschaffen wird.

Humangenetische Gesichtspunkte zur artifiziellen (instrumentellen) heterologen Insemination

W. Fuhrmann

Die artifizielle, besser instrumentelle, heterologe Insemination (AID) ist, ebenso wie die Methoden der extrakorporalen Befruchtung und des Embryotransfers, eine Methode der Reproduktionsmedizin zur Überwindung einer ungewollten Kinderlosigkeit und nicht eine Methode der Humangenetik. Dennoch ergeben sich vor allem bezüglich der Sicherheit Fragen, die den Humangenetiker angehen; Probleme können sich in der humangenetischen Beratung ergeben, für die die AID eine mögliche Lösung darstellt.

Fragen der Sicherheit

Der vielleicht nächstliegende Fragenkomplex betrifft die mögliche Schädigung des Erbguts oder des Embryos durch die AID und die mit ihr verbundenen Prozeduren. Eine Schädigung wäre denkbar im Sinne

a) einer Erbänderung, also Mutation,
b) einer durch exogene Noxen bewirkten Entwicklungsstörung, d.h. teratogenen Wirkung und schließlich
c) zytogenetischer Veränderungen.

Für Mutationen und für teratogene Effekte gibt es keine Anhaltspunkte, allerdings fehlen auch ausreichend umfangreiche spezielle Untersuchungen. Immerhin sprechen auch bereits die großen Erfahrungen aus der Tierzucht dafür, daß solche Wirkungen nicht zu erwarten sind. Auch sind nach den Angaben der Literatur nach AID weder vermehrt fehlgebildete Kinder geboren worden, noch endeten solche Schwangerschaften häufiger mit einem Abort als entsprechende Kontrollen. Bedenkt man, daß Punktmutationen nachweislich mit dem Alter des Vaters zunehmen, als Spender aber Männer gewählt werden, die meist deutlich jünger sind als der Ehemann, so wäre auch hinsichtlich möglicher Mutationen eher ein günstiger Effekt zu vermuten.

Zytogenetische Veränderungen würde man noch weniger erwarten, zumal man für die AID bewußt den optimalen Befruchtungstermin anstrebt. Dennoch sind in jüngerer Zeit Beobachtungen publiziert worden, die auf ein etwas häufigeres Auftreten von numerischen Chromosomenabberationen, speziell Trisomien hinwiesen. Cecos et al. (1983) fanden 9 Chromosomenanomalien bei 2502 nach AID geborenen Kindern, Forse et al. (1985) berichteten über 3 Trisomien (2mal 21, 1mal 13) unter 400 so gezeugten Kindern von Müttern im Alter von 32, 26 und 38 Jahren.

Obwohl es sich bei den Untersuchungen um recht großes Ausgangsmaterial handelt, muß man aber anmerken, daß ein erheblicher Teil der mittels Fragebogen erfaßten Frauen nicht antwortete und daß bezüglich seltener Ereignisse, in der Größenordnung von deutlich unter 1%, die untersuchte Stichprobe doch zu klein war. Es ist durchaus nicht unwahrscheinlich, daß zufällige Abweichungen oder ein unbeabsichtigter Ausleseeffekt für das Phänomen allein verantwortlich waren.

Humangenetische Indikationen zur AID

Es erübrigt sich, hier noch einmal auf die naiven und abwegigen Vorstellungen der Verbesserung des menschlichen Erbguts durch gezielte AID einzugehen, wie sie der Genetiker und Nobelpreisträger Hermann Joseph Muller in den 30er Jahren einmal propagierte. Die AID kann aber sehr wohl eine Lösung der Familienplanung in einzelnen Problemsituationen auch außerhalb der Sterilitätsproblematik sein.
Die klassischen Situationen wären:

1. Der Ehemann ist Träger eines schweren, autosomaldominant erblichen Leidens, oder, bei später Manifestation, möglicher Träger eines solchen Leidens (z. B. Chorea Huntington).
2. Beide Eltern sind Genträger für ein schweres autosomal-rezessiv erbliches Leiden (Beispiel: sie haben bereits ein Kind mit Mukoviszidose oder Muskelatrophie vom Typ Werdnig-Hofmann).

Weitere Indikationen können sich aus Blutgruppenunverträglichkeiten der Ehepartner ergeben oder aus der Trägerschaft des Ehemannes für eine erbliche Chromosomenanomalie, wenn der Weg der pränatalen Diagno-

stik und ggf. eines elektiven Schwangerschaftsabbruchs für eine weitere Schwangerschaft abgelehnt
wird.

Humangenetische Überlegungen bezüglich der Empfängerin

Auch wenn man argumentieren kann, daß man ja auch
sonst vor einer Empfängnis nicht immer eine humangenetische Beratung fordert, wird man vor einem
geplanten oder ohnehin kritisch betrachteten Eingriff
wie der AID auch die Voraussetzungen bezüglich der
Mutter sorgfältiger prüfen. Zumindestens sollte zur
Aufdeckung besonderer Risiken eine sehr sorgfältige
Eigen- und Familienanamnese erhoben werden. Hinweise für erhöhte genetische Risiken wären:

1. Eine spezielle Belastung in der Familie, z.B. nahe
   Verwandte mit Erbleiden oder geistiger Retardierung.
2. Wiederholte Aborte, fehlgebildete oder tot geborene
   Kinder.
3. Alter über 35 Jahren, wegen der steigenden Gefahr
   einer Chromosomenfehlverteilung.
4. Stoffwechselstörungen (z.B. Diabetes mellitus), die
   den Verlauf der Schwangerschaft stören können.

Nicht in jedem Fall wird das Aufdecken eines speziellen Risikos auch zur Ablehnung einer sonst indizierten
AID führen, jedoch ist eine sorgfältige Ermittlung des

speziellen Risikos und eine umfassende Aufklärung
beider Ehepartner notwendig. Dabei können auch Vor-
sorgemaßnahmen zur Früherkennung, z. B. die pränatale Diagnostik erwogen werden.

Humangenetische Erwägungen bezüglich des Spenders

Auch hier gilt, daß die Auswahl des Spenders der
besonderen Situation wegen erhöhter Sorgfalt bedarf.
Eine gezielte und sehr sorgfältige Eigen- und Familienanamnese wäre wohl die Minimalforderung, die der
Arzt, der den Spender auswählt, zu erbringen hätte,
wenn er nicht doch eine entsprechende Untersuchung
und Beratung durch einen Humangenetiker vorzieht.
Als allgemeine Voraussetzungen in genetischer Sicht
sind zu nennen:

1. Aus allgemeinen Gründen: Der Phänotyp des Spenders soll ausreichende Ähnlichkeit mit dem Ehemann, jedenfalls kein deutliches Abweichen in mar-
   kanten erblichen Merkmalen aufweisen.
2. Der Spender soll möglichst jünger als 35 Jahre sein,
   da die Mutationsbelastung beim Mann mit dem
   Alter zunimmt.
3. Der Spender soll gute eigene Gesundheit und Lei-
   stungsfähigkeit aufweisen.
4. Es soll keine spezielle Mutationsbelastung bestehen
   (Strahlenexposition, Medikamente, Chemikalien).
5. Die Familienanamnese soll ohne spezielle Belastung

für Erbleiden im engeren Sinne sein, es sollen bei nahen Verwandten auch keine geistige Retardierung, keine Fehlbildungen und auch keine häufigen, schweren Krankheiten vorgekommen sein, die teilweise erbliche Grundlage haben. Ferner müßten vermehrt aufgetretene Fehl- oder Totgeburten bei nahen Verwandten überprüft werden.

6. Beachten der Blutgruppenkonstellation, insbesonders bei bereits bekannter Sensibilisierung der Empfängerin.

Ergeben sich aus der Anamnese Zweifel bezüglich der Bedeutung einzelner Angaben, so sollte unbedingt ein Humangenetiker eingeschaltet werden.

Die Durchführung einer Chromosomenanalyse beim prospektiven Spender ist nicht generell zu fordern. Das hierdurch auszuschaltende geringe Risiko steht in keinem Verhältnis zum Aufwand. Eine generelle derartige Forderung würde auch wegen der Kosten den unerwünschten Effekt einer zu häufigen Verwendung des gleichen Spenders verstärken. Anders kann die Beurteilung bei der Durchführung bestimmter Heterozygotentests sein, wenn es sich um eine Population mit besonderer Belastung handelt (z. B. Thalassämie bei einigen Mittelmeeranrainern, Tay-Sachs-Erkrankung bei Ashkenasi-Juden), oder, falls ein solcher Test zur Verfügung steht, dann, wenn die Empfängerin selbst Genträgerin ist. Die Möglichkeit solcher Untersuchungen ist vor allem dann zu prüfen, wenn die Geburt eines Kindes mit einem autosomal-rezessiven Erbleiden Grund für die AID ist.

Aus ähnlichen Erwägungen sollte auch generell der Spender nicht aus einer gleichen kleinen Bevölkerungsgruppe stammen wie die Empfängerin (Isolat, kleine Gemeinde), weil sich auch dadurch die Gefahr des Zusammentreffens gleicher unbekannter und ungünstiger Gene erhöht.

Bei der Bewertung der vom vorgesehenen Spender erhobenen Daten muß eine gewisse Unsicherheit beachtet werden, da befürchtet werden muß, daß in einigen Fällen aus Nachlässigkeit unvollständige Angaben gemacht werden oder belastende Informationen bewußt verschwiegen werden, um nicht als Spender abgelehnt zu werden.

Der häufige Einsatz gleicher Spender ist abzulehnen, da dadurch ggf. auch die Gefahr einer ungewollten und auch genetisch bedenklichen Inzestsituation zwischen Halbgeschwistern erhöht wird.

Das früher gelegentlich geübte Mischen von Sperma mehrerer Spender ist heute durch die Rechtslage unzulässig. Es ist auch vom humengenetischen Standpunkt abzulehnen, da bei späterem Aufdecken einer Erbkrankheit eine Identifizierbarkeit des Spenders gefordert werden muß. Die aus durchaus verständlichen Gründen zunächst gewünschte Anonymität des Spenders kann nämlich zum Verstoß gegen die Rechte eines Individuums werden, wenn zum Beispiel später eine Erbbelastung in der Familie des vermeintlichen Vaters bekannt und Anlaß zu Skrupeln wird, so daß Aufklärung über die Nichtvaterschaft notwendig ist. Es könnte sich auch aus dem Auftreten einer Erbkrankheit bei einem mit dem Sperma eines Mannes gezeugten

Kind eine für ihn selbst oder für andere mit seinem
Sperma gezeugte Kinder wichtige Information ergeben.

Allgemeine Erwägungen

Wenn die Sterilität des Ehemanns alleinige Indikation
zur AID ist, kann die genetische Beratung und Beurteilung von Empfänger und Spender in eingeschränkter
Form durchgeführt werden. Ergeben sich jedoch Hinweise auf eine genetische Belastung oder unklare
Befunde, wird die Mitwirkung eines Humangenetikers
zwingend. Vor einer AID aus genetischer Indikation
(s. oben) muß in jedem Fall eine vollständige humangenetische Beratung erfolgen, die ggf. auch spezielle
Untersuchungen einzuschließen hat.
Jede Schwangerschaft nach AID sollte wegen der
besonders belasteten Situation als Risikoschwanger-
schaft geführt werden, d.h. es sollten neben einer im
ganzen engmaschigeren Überwachung die Möglichkeiten von Vorsorgeuntersuchungen großzügig eingesetzt
werden.
Von humangenetischer Seite wäre hier eine spezielle
Ultraschalluntersuchung zum Ausschluß gröberer
Fehlbildungen und die Bestimmung der Alphafetopro-
teinkonzentration (AFP) im mütterlichen Serum in der
16.–18. Schwangerschaftswoche zur Erkennung oder
zum Ausschluß eines Neuralrohrdefekts anzuraten.
Darüber hinaus wäre die pränatale zytogenetische Diagnostik aus Chorionzotten in der 9.–11. Schwangerschaftswoche oder aus den Zellen des Fruchtwassers in

der 17. Schwangerschaftswoche, dann kombiniert mit
der Bestimmung der AFP-Konzentration und der Acetylcholinesterase (ACHE) im Fruchtwasser, zu erwägen.
Auch in dieser Hinsicht sollte daher frühzeitig eine
ausführliche Beratung der Empfängerin erfolgen.

Literatur

Cecos F, Mattei JF, Le Marec B (1983) Genetic aspects of artificial insemination by donor (AID). Indications, surveillance and results. Clin Genet 23: 132–138

Forse RA, Ackman CFD, Fraser FC (1985) Possible teratogenic effects of artificial insemination by donor. Clin Genet 28: 23–26

Timmons MC, Rao, KW, Sloan CS, Kirkman HN, Talbert LM (1981) Genetic screening of donors for artificial insemination. Fertil Steril 35: 451–456

Probleme bei der Übertragung von Fremdsperma; Rechtsauffassung in der Bundesrepublik (insbesondere rechtliche Konsequenzen im Hinblick auf die Eltern und das Kind)

M. Heinze

„Retortenbabys", „Leihmütter", Kinder mit 5 Eltern, gentechnologische Experimente an Embryos – all dies ist durch die rasche Entwicklung der In-vitro-Fertilisation und des Embryotransfers technisch möglich geworden. Die wissenschaftlichen Fortschritte auf den Gebieten der Fortpflanzungsmedizin und der Gentechnologie und die sich hieraus ergebenden Möglichkeiten werfen eine Reihe schwerwiegender ärztlicher, ethischer und rechtlicher Fragen auf, welche verstärkt in den Brennpunkt öffentlichen Interesses gerückt sind.[1] Auch der Deutsche Juristentag 1986 befaßte sich in seiner Zivilrechtlichen Abteilung mit dem Thema „Die künstliche Befruchtung beim Menschen – Zulässigkeit und zivilrechtliche Folgen". Seine Gutachten und Referate lassen bereits erkennen, welche hohe Bedeutung die Juristen diesen Vorgängen und Problemen beimessen, wie ungeklärt die rechtliche Problematik aber zugleich noch ist.

Die im Rahmen einer Sterilitätsbehandlung medizinisch indizierte Durchführung einer In-vitro-Fertilisation (extrakorporale Befruchtung) mit anschließendem Embryotransfer ist nach vorherrschender Ansicht rechtlich als ärztliche „Heilbehandlung" zu qualifizieren. Die Rechtsprechung hat deshalb auch zwischenzeitlich in mehreren Fällen die In-vitro-Fertilisation sowohl privat- wie sozialversicherungsrechtlich als erstattungspflichtige „notwendige Heilbehandlung" anerkannt.[2] Eine höchstrichterliche Entscheidung liegt allerdings bislang nur für den Bereich der privaten Krankenversicherung vor, mit der der Bundesgerichtshof zumindest die homologe In-vitro-Fertilisation (extrakorporale Befruchtung) als erstattungsfähige medizinisch notwendige Heilbehandlung im Sinne der einschlägigen Versicherungsbedingungen wertet[2a]. Die Spitzenverbände der Krankenkassen selbst sehen eine Leistungspflicht der Krankenkasse bei In-vitro-Fertilisation mit anschließendem Embryotransfer als gegeben an, wenn diese Methode nach ärztlichem Gutachten die einzige Möglichkeit zur Behebung der Kinderlosigkeit darstellt.[3] Insoweit besteht Übereinstimmung mit den, aufgrund einer Entschließung des 88. Deutschen Ärztetages, von der Bundesärztekammer verfaßten „Richtlinien zur Durchführung der In-vitro-Fertilisation und Embryotransfer als *Behandlungsmethode* der menschlichen Sterilität", in denen nicht nur die ethischen und sozialen, sondern vor allem auch die medizinischen Voraussetzungen für die Durchführung der Behandlung festgelegt wurden.[4] Damit existieren medizinisch-wissenschaftliche Standards, die es zulassen – wenn die Richtlinien eingehalten werden – von einer allgemein wissenschaftlich anerkannten Methode im Sinne der Schulmedizin zu sprechen.[5] Eine solche Sterilitätsbehandlung stellt mit anderen Worten kein

Heilexperiment, sondern eine de lege artis durchgeführte Heilbehandlung dar. Beachtenswert ist, daß die genannten Richtlinien die extrakorporale Befruchtung als Substitutionstherapie grundsätzlich nur bei Ehepaaren und nur im Sinne eines homologen Systems für vertretbar halten.

Die dargestellte rechtliche bzw. berufsrechtliche Anerkennung der In-vitro-Fertilisation als Heilbehandlung kann im Hinblick auf die ärztliche Haftung nicht hoch genug eingeschätzt werden. Nach hinreichender ärztlicher Aufklärung und beiderseitiger Einwilligung der Eheleute scheidet bei fehlerfreier Vornahme nämlich eine Haftung des Arztes aus.

Dagegen wird der schwankende Boden umstrittener Rechtsauffassungen im Hinblick auf die anzuwendenden naturwissenschaftlichen Methoden zur Vorbereitung der In-vitro-Fertilisation betreten. Hier soll nur ein Beispiel herausgegriffen werden, um das Spannungsfeld zwischen medizinischer Neutechnologie und tradiertem Rechtsschutz deutlich zu machen: Im Interesse einer möglichst hohen Erfolgsquote werden bekanntlich nach hormoneller Stimulation jeweils mehrere Eizellen gewonnen und sämtlich fertilisiert, um mehrere Embryonen gleichzeitig transferieren zu können. Kernfrage ist hier der Verbleib zuviel erzeugter Embryonen, für die eine Übertragung in den mütterlichen Uterus – z. B. wegen der Gefahr einer Mehrlingsschwangerschaft – nicht in Betracht kommt. Insbesondere stellt sich die Frage nach ihrem rechtlichen Schutz vor weiterer Verwendung für wissenschaftliche Experimente.

Nach derzeit geltendem Recht ist die Abtötung oder Verletzung menschlicher Embryonen in vitro (noch) nicht strafbar, da Tötungs- und Körperverletzungsdelikte (§§ 211 ff., 223 ff. StGB) den Menschen erst vom Beginn der Eröffnungswehen an schützen. Gemäß § 219 d StGB gelten Handlungen, deren Wirkung vor Abschluß der Einnistung des befruchteten Eies in der Gebärmutter – und damit erst recht vor Transfer in dieselbe – eintritt, auch nicht als Schwangerschaftsabbruch (§ 218 StGB). De lege ferenda sind jedoch im Rahmen eines Embryonenschutzgesetzes eine Reihe von strafrechtlichen Verboten und Sanktionen zur Verhinderung von Mißbräuchen auf dem Gebiet der Fortpflanzungs- und Gentechnik, insbesondere im Bereich der Forschung an menschlichen Embryonen und deren Verwendung, vorgesehen. Ein aus dem Bundesjustizministerium stammender „Diskussionsentwurf eines Gesetzes zum Schutz von Embryonen" liegt seit Anfang 1986 vor[5a)] und eine entsprechende endgültige strafgesetzliche Regelung steht alsbald zu erwarten[5b)]. Bereits in Kraft getreten ist eine erweiterte Fassung des § 168 Abs. 1 StGB (Störung der Totenruhe), wonach nunmehr auch die unbefugte Wegnahme toter menschlicher Embryonen und Foeten strafrechtlich geahndet wird[5c]. Hiermit soll der mißbräuchlichen kommerziellen Verwertung embryonalen menschlichen Gewebes entgegengewirkt werden.

Soweit aber ein entsprechender *strafrechtlicher* Schutz des Keimlings vor der Nidation de lege lata bislang noch fehlt, ist dadurch werdendes Menschenleben nicht per se rechtlos gestellt.

Die Rechtsprechung des Bundesverfassungsgerichts[6]
steht auf dem Standpunkt, daß auch das ungeborene
menschliche Wesen *verfassungsrechtlichen* Schutz im
Sinne der Art. 2 II 1, Art. 1 I GG genießt. Ausgehend
davon, daß es sich bei den befruchteten Keimzellen im
Reagenzglas bereits um reales menschliches Leben
handelt, unterliegen diese Keimzellen daher im selben
Umfang dem verfassungsrechtlichen Schutz, den auch
der „fertige" Mensch nach der Geburt genießt.
Ein Experimentieren mit solchen Zellen, das Vernich-
ten oder Verkümmernlassen wäre dementsprechend
unzulässig, selbst wenn es an einer strafrechtlichen
Bewehrung derzeit mangelt.
Infolgedessen dürfen auch In-vitro-Befruchtungen, bei
der überzählige Embryonen entstehen können, nicht
vorgenommen werden, da hier menschliches Leben
zwangsläufig vernichtet werden müßte. Die Opferung
einer Vielzahl von Embryonen zugunsten anderer
Embryonen wäre unrechtmäßig, da es insbesondere an
einem rechtfertigenden Notstand fehlt, der es gestatten
würde, Embyronen gegen Embryonen, Leben gegen
Leben aufzurechnen.
Zwar steht demgegenüber der verfassungsrechtlich
verankerte Schutz von Forschung und Wissenschaft
(Art. 5 III GG), aber dieser findet notwendig seine
Grenze im Falle der Tötung menschlichen Lebens.
All diese Folgerungen sind jedoch nur unter der Prä-
misse zutreffend und rechtlich haltbar, daß menschli-
ches Leben nicht erst mit der Nidation beginnt. Damit
stellt sich zugleich die höchst umstrittene, zentrale
Frage für die rechtliche Bewertung der In-vitro-Fertili-

sation, nämlich ab welchem Zeitpunkt des Entwicklungsprozesses menschliches Leben beginnt, insbesondere ob die omniopotenten Zellen bereits rechtlich als reales menschliches Leben zu qualifizieren sind.

Das Bundesverfassungsgericht hat in seiner berühmten Entscheidung zur Verfassungswidrigkeit der Fristenlösung beim Schwangerschaftsabbruch[7] die Frage, ob bereits vor Nidation menschliches Leben bestehe, offen gelassen und lediglich festgestellt:

„Leben im Sinne der geschichtlichen Existenz eines menschlichen Individuums besteht nach gesicherter biologisch-physiologischer Erkenntnis *jedenfalls*[8] vom 14. Tage nach der Empfängnis (Nidation, Individuation)."

Aus dieser „Jedenfalls"-Formulierung des Bundesverfassungsgerichts kann eindeutig nicht der Schluß gezogen werden, daß vor dem Zeitpunkt der Nidation menschlichen Leben überhaupt nicht existiert und dem Präimplantationskeimling weder strafrechtlicher noch verfassungsrechtlicher Schutz zukommt. Die verfassungsgerichtliche Entscheidung aus dem Jahre 1975 bezog sich lediglich auf den natürlichen Verlauf der Befruchtung im Mutterleib und kann mithin auf die Vorgänge des Embryotransfers unmittelbar und uneingeschränkt keine Anwendung finden. Dies wird insbesondere deutlich, wenn man sich vergegenwärtigt, daß es in ferner Zukunft möglich sein könnte, einen Embryo mit Nährlösungen in vitro bis zum Zustand des Neugeborenen großzuziehen. Einem solchen Humanembryo die Qualifikation als menschliches Individuum abzusprechen und ihm damit seine

Menschenwürde als Grundrechtsträger abzuerkennen, wäre widersinnig. In der strikten Konsequenz der verfassungsgerichtlichen Entscheidung kann auch nicht ein solches Ergebnis liegen.

In rechtlicher Hinsicht ist daher bei dem Begriff des „menschlichen Lebens" nicht auf den zeitlich scharfen Einschnitt der Nidation abzustellen. Bereits mit der Verschmelzung von Ei- und Samenzelle – auch in vitro – haben sich die Elemente potentiellen Lebens zu einem neuen Gebilde verfestigt, welches alles enthält, was für die Entstehung menschlichen Lebens erforderlich ist. Eine Differenzierung dahingehend, daß zwar artspezifisches, aber noch kein individualisiertes oder personales Leben vorläge, kann für die Frage der rechtlichen Schutzwürdigkeit nicht relevant sein. Ebensowenig rechtfertigt der Umstand, daß sich aus der anfangs noch omniopotenten Zelle Mehrlinge bilden können, eine Zäsur zwischen den einzelnen Entwicklungsstadien. So hat das Bundesverfassungsgericht in der genannten Entscheidung[9] auch bestätigt, daß „die von Anfang an im menschlichen Sein angelegten potentiellen Fähigkeiten genügen, um die Menschenwürde zu begründen" und festgestellt, daß insoweit „zwischen einzelnen Abschnitten des sich entwickelnden Lebens vor der Geburt oder zwischen ungeborenem und geborenem Leben kein Unterschied gemacht werden kann". Auch die anläßlich des 56. Deutschen Juristentages 1986 zur Problematik der künstlichen Befruchtung beim Menschen erstellten Gutachten gehen davon aus, daß bereits mit der Befruchtung der Eizelle (Verschmelzung der Keimzellen) menschliches Leben entsteht und daher auch der in vitro gezeugte Embryo als Träger menschlichen Lebens schon vor Transfer und Einnistung am verfassungsrechtlich garantierten Lebensschutz teilhat.[10] Gleichzeitig sind damit auch die aufgezeigten, engen verfassungsrechtlichen Grenzen bei Vorbereitung und Durchführung einer In-vitro-Fertilisation gezogen.

Im Vergleich zu dieser insoweit sehr strittigen und unklaren Rechtslage ist immerhin festzustellen, daß das Rechtssystem hinsichtlich der mit der In-vitro-Fertilisation zusammenhängenden zivilrechtlichen Probleme – insbesondere Fragen der Abstammung sowie unterhalts- oder erbrechtliche Folgen – klare Positionen bezieht. Zumindest für einen Teilbereich sollen hier einige Lösungsansätze aufgezeigt werden, wie sie sich vom Standpunkt des Juristen aus ergeben.

Unter den zivilrechtlichen Problemen erscheint die Klärung der Abstammungsprobleme, also der originären Zuordnung von Eltern und Kind, vorrangig.

Bei der *homologen* In-vitro-Befruchtung ist diese Zuordnung unproblematisch, denn genetisch stammt das Kind von dem betroffenen Elternpaar ab, die Ehefrau hat dieses Kind zur Welt gebracht und die personale Zuordnung soll nach dem Willen der Beteiligten auch zukünftig bestehen bleiben. Das so gezeugte Kind ist also rechtlich dem Ehepaar als seinen Eltern zuzuordnen. Die familienrechtlichen Vorschriften des Zivilrechts stehen mit diesem Ergebnis in Einklang, obwohl der historische Gesetzgeber an eine extrakorporale Befruchtung weder dachte noch denken konnte.

Rechtlich komplizierter wird die Zuordnung, wenn bei

der In-vitro-Befruchtung (IVB) wegen der Infertilität des Ehemanns das Sperma eines anderen Manns verwendet wird (donogene IVB). Genetisch stammt das Kind dann also zur Hälfte von der Ehefrau, zur anderen Hälfte von dem Samenspender ab. Die gleichen Zuordnungsprobleme stellen sich bei der Zeugung im Mutterleib durch künstliche heterologe (donogene) Insemination. Entsprechend der Vaterschaftsvermutung des § 1591 BGB gilt in diesen Fällen das Kind – zumindest zunächst – als eheliches Kind des Ehemanns und seiner Frau; zumindest zunächst, weil nach einer umstrittenen Entscheidung des Bundesgerichtshofes vom 7.4.1983[11)] der Ehemann, selbst wenn er in die erfolgte Zeugung eingewilligt hat, seine Vaterschaft innerhalb der 2jährigen Frist des § 1594 BGB anfechten kann. Der Bundesgerichtshof stellt fest:

„Zwar ist der Gesetzgeber bei der Schaffung und späteren Änderung der Bestimmungen über die eheliche Abstammung davon ausgegangen, daß die Mutter des Kindes den Samen des Mannes auf natürlichem Wege empfangen hat. Er hat die Möglichkeit einer künstlichen Samenübertragung nicht bedacht und insbesondere die Probleme der künstlichen Fremdinsemination nicht berücksichtigt. Das zeigt § 1591 BGB und ist den Gesetzesmaterialien zu entnehmen. Dennoch gelten die Vorschriften über die eheliche Abstammung auch für diese Fälle, soweit Wortlaut und Sinn der gesetzlichen Bestimmungen nicht entgegenstehen. Das geltende Recht enthält keine besondere Regelung für Kinder, die aus einer heterologen künstlichen Samenübertragung hervorgegangen sind. Auch ihre rechtliche Stellung richtet sich deshalb nach den zwingenden Vorschriften, die allgemein für die eheliche oder nichteheliche Abstammung gelten. Danach sind alle Kinder ehelich, die in einer Ehe geboren werden, bis ihre Ehelichkeit mit Erfolg angefochten worden ist; § 1593 BGB stellt nicht darauf ab, auf welche Weise das Kind gezeugt worden ist".

Konsequenterweise ist nach erfolgter Anfechtung seitens des Ehemanns, entsprechend den geltenden Rechtsgrundsätzen, der Samenspender als der leibliche Vater des Kindes festzustellen.

Die Feststellung stößt jedoch auf reale Schwierigkeiten, wenn der Samenspender anonym geblieben ist oder der Arzt über dessen Identität Stillschweigen bewahrt, wenn ein Samengemisch aus den Spermien verschiedener Männer verwandt wurde oder wenn das Sperma über längere Zeit konserviert wurde und der Spender etwa zwischenzeitlich gestorben ist. Bei all diesen Fallgestaltungen kommt rechtlich eine Haftung der die Insemination vornehmenden Person, also des Arztes, in Betracht. Die Übertragung von Fremdsperma betritt somit haftungsrechtliches Neuland, wenn es infolge einer vom Bundesgerichtshof für zulässig erklärten Ehelichkeitsanfechtung zu statusrechtlichen Änderungen auf Seiten des Kindes kommt:

Zwar bestehen dem Arzt gegenüber *keine* gesetzlichen *Unterhaltsansprüche* des Kindes, denn gegen seine Inanspruchnahme als Unterhaltsschuldner spricht die Tatsache, daß nach dem Unterhaltsrecht des BGB (§§ 1601 ff. BGB) es entscheidend und ausschließlich auf die natürliche (blutsmäßige) Abstammung des Kindes vom Vater ankommt.

Es kommen jedoch *Schadensersatzansprüche* des Kindes gegen den Arzt in Betracht, wenn der Ehemann die Ehelichkeit des Kindes anficht und dieses aus tatsächlichen oder rechtlichen Gründen seinen prinzipiellen Unterhaltsanspruch gegen den Samenspender nicht verwirklichen kann. Der Schaden des Kindes besteht

dann in der vom Arzt verursachten, ungünstigen kindlichen Vermögenslage, wie etwa in dem Verlust des Unterhaltsschuldners oder des väterlichen Erbes.[12] Als rechtliche Anspruchsgrundlage hierfür kommt im Rahmen des § 823 Abs. 1 BGB die Nichtfeststellbarkeit des Vaters als Verletzung des Persönlichkeitsrechtes, im Rahmen des § 823 Abs. 2 BGB die Verletzung einer bestehenden ärztlichen Dokumentationspflicht, im Rahmen des § 826 BGB die Verhinderung der Entstehung gesetzlicher Unterhaltsansprüche in Betracht. Offenbart der Arzt dagegen die Identität des Samenspenders, dem er strenge Anonymität vertraglich zugesichert hat, so wird ein möglicher *Regress* des auf Unterhalt in Anspruch genommenen Spenders gegen den Arzt zu diskutieren sein, da sowohl eine deliktische Haftung des Arztes gem. § 823 Abs. 2 BGB in Verbindung mit dem Schutzgesetz des § 203 StGB (ärztliche Schweigepflicht), als auch ein Schadensersatzanspruch wegen schuldhafter Verletzung der Vertragspflichten in Frage kommt. All diese Haftungsprobleme sind in der Ärzteschaft noch weithin unbekannt.[13]
Abgesehen von der Nichtfeststellbarkeit des männlichen Erzeugers gewinnt die Zuordnungsproblematik Eltern-Kind eine neue Dimension, wenn für die In-vitro-Befruchtung die Eizelle einer anderen Frau verwendet wird, die befruchtete Eizelle aber in der Gebärmutter der Ehefrau implantiert wird (Eispende). Die gleiche Problematik besteht, wenn die Eizelle einer fremden Frau in den Körper der Ehefrau verpflanzt wird und dort entweder durch natürliche oder künstliche Insemination die Befruchtung stattfindet. Es stellt

sich dann die Frage, ob der alte Grundsatz „mater semper certa est" noch gilt und wem das Kind juristisch zuzuordnen ist, der genetischen oder der plazentaren Mutter.

Der historische Gesetzgeber des Bürgerlichen Gesetzbuches verzichtete – abgesehen von dem Fall der Adoption – auf Vorschriften über die Begründung der Mutterschaft. Entsprechend dem genannten Grundsatz ging er von der Identität der genetischen Mutter und der das Kind gebärenden Frau aus. Diese rechtlich vorausgesetzte Identität fehlt jedoch in den beschriebenen Fällen der sog. Fremdschwangerschaft nach Eispende. Ausgehend von den Grundsätzen des Bürgerlichen Gesetzbuches, die bei der Bestimmung des Vaters für das nach Eheschluß geborene Kind herangezogen werden (§§ 1591 ff. BGB) und nach denen die Zuordnung eines Kindes zu den Eltern schnell, möglichst sicher und unter Beachtung sozialer Bande geschehen soll, kommt für die originäre, personale Zuordnung Mutter-Kind zunächst nur die Gebärende, im Beispielsfall also die Ehefrau in Betracht. Gleichzeitig besteht zwar die genetische Elternschaft der Eispenderin, also der fremden Frau. Würde man jedoch die genetische Mutter als Mutter im Sinne der gesetzlichen Vorschriften verstehen, so ließen sich Unsicherheiten hinsichtlich der Mutterschaft bzw. Streitigkeiten über die genetische Abstammung nach der Geburt jedenfalls nicht ausschließen. Dies ginge bis zur endgültigen Entscheidung aber unvertretbar zu Lasten des Kindes, so daß es schon deshalb gerechtfertigt ist, die rechtliche Zuordnung des Kindes an den Realakt der Geburt zu knüpfen.[14]

58

Die gleichen Grundsätze der rechtlichen Zuordnung Eltern-Kind müssen gelten, wenn die In-vitro-Befruchtung nach Ei- und Samenspende (Embryospende) stattfindet. Die gebärende Frau ist rechtlich als Mutter, ihr Ehemann als Vater anzusehen, obwohl eine genetische Verbindung zu beiden nicht besteht.[15]

Schließlich soll noch ein letztes Beispiel im Rahmen der Zuordnung Eltern-Kind angesprochen werden: Eine im Reagenzglas befruchtete Keimzelle wird in die Gebärmutter einer Frau implantiert, die das Kind nach der Geburt entsprechend einer vor der Zeugung getroffenen Vereinbarung an eine andere Frau, die das Kind als eigenes aufziehen will, übergeben soll. Hier könnte sich die Frage stellen, ob sich die rechtliche Zuordnung überhaupt an dem Willen der Übernahme der Elternschaft orientieren darf mit der Konsequenz, daß die Frau, die das Kind aufziehen will, originär als Mutter anzusehen wäre. Dies ist jedoch zu verneinen, denn der Wille zur Mutterschaft kann als konstituierendes Moment auf der Grundlage der geltenden familienrechtlichen Vorschriften nicht anerkannt werden.[16]

Diesem Ergebnis widerspricht nicht, daß nach geltendem Recht die Begründung der Elternschaft durch Willensakt geschehen kann. Das wissenschaftlich falsche Vaterschaftsanerkenntnis oder auch die Adoption sind dafür Beispiele. Hierbei handelt es sich jedoch um Fälle, bei denen die Zuordnung des Kindes nachträglich gerichtlich ermöglicht wird, nicht jedoch um eine originäre Zuordnung allein aufgrund eines vertraglich manifestierten Wunsches. Mit einer derartigen originären Zuordnung würden schließlich auch die

Grundsätze des geltenden Adoptionsrechts unterwandert.

Für die Fälle, in denen die rechtlich vorgenommene Zuordnung nicht der genetischen Verbindung entspricht, stellt sich nun die naheliegende Frage, ob außer dem Vater auch die Mutter ihre Elternschaft anfechten und die Eispenderin ihre Mutterschaft feststellen lassen kann.

Der historische Gesetzgeber des Bürgerlichen Gesetzbuches hat eine Anfechtung nur für den angeblichen Vater und dies auch nur als Ausgleich für die Vaterschaftsvermutung des § 1591 BGB zugelassen. Diese Erwägungen passen jedoch bei der hier vorliegenden Problematik nicht unmittelbar, da die gebärende Frau ihre genetische Scheinelternschaft nicht nur kennt, sondern darüber hinaus gezielt herbeigeführt hat. Eine entsprechende Schutzbedürftigkeit, wie sie etwa dem scheinehelichen Vater zugebilligt wird, entfällt daher im vorliegenden Fall mit der Konsequenz, daß die Anfechtungsvorschriften der §§ 1594 ff. BGB direkt nicht anwendbar sind. Damit ist aber noch nicht ausgeschlossen, daß auch der Gebärenden bei einer Eispende ein Recht, ihre Mutterschaft anzufechten, aufgrund anderer Rechtserwägungen eingeräumt werden kann. Entscheidend ist hierbei eine Abwägung der wechselseitigen Schutzinteressen: Zwar erscheinen die Interessen der austragenden Frau an der Anfechtung ihrer Mutterschaft nicht schutzwürdig, weil sie – wie bereits erwähnt – die Zeugung des Kindes aktiv betrieben hat. Auch die Belange des Kindes erfordern grundsätzlich die Aufrechterhaltung der einmal begründeten und damit bestehenden Zuordnung Mutter-Kind. Andererseits aber hat die zwangsweise Aufrechterhaltung dieser rechtlichen Zuordnung für alle Beteiligten keinen Wert, wenn die Bindung persönlich nicht mehr gewollt ist und die Frau sich aus ihr lösen möchte. Daneben gibt es schließlich auch noch ein schützenswertes Kindesinteresse an der Kenntnis der eigenen Abstammung, zumal wenn die bestehende Zuordnung im persönlichen Bereich nicht mehr intakt ist. Im Ergebnis wird man daher auf der Grundlage der Abwägung wechselseitiger schützenswerter Interessen die analoge Anwendung der §§ 1594 ff. BGB auf die Anfechtung der (nichtgenetischen) Mutterschaft im Interesse des Kindes zumindest in Einzelfällen zulassen müssen.[17)]

Nach erfolgreicher Anfechtung der Mutterschaft durch die Gebärende kann die Ei- bzw. Embryospenderin dann als Mutter festgestellt werden, denn deren Interessen an einer Nichtfeststellung der eigenen Elternschaft sind nicht schützenswert. Mit der wissentlichen und willentlichen Zurverfügungstellung der Keimzellen hat sie ein entscheidendes Element für die Entstehung des Kindes gelegt und muß sich dieses redlicherweise zurechnen lassen. Ein Anfechtungsrecht der „genetischen" Mutter kommt daher nicht in Betracht. Selbst ihre Interessen an der Feststellung der genetischen Verbindung mit dem Kind können ebenfalls nicht ins Gewicht fallen, denn durch die willentliche Abgabe der Keimzelle hat sie auf das Recht einer originären rechtlichen Zuordnung verzichtet. Erst nach Anfechtung der Mutterschaft durch die Gebärende kann die genetische Mutter ihre Mutterschaft anerkennen. Ansonsten besteht für sie nur die Möglichkeit, im Wege der Adoption des Kindes die rechtliche Zuordnung zum Kind entsprechend der genetischen Verbindung zu erreichen.

Abschließend soll noch ein weiteres grundsätzliches Problem des Keimzellentransfers angesprochen werden, nämlich die Frage der Sittenwidrigkeit der einzelnen damit zusammenhängenden Rechtsakte.

Zunächst ist zu beachten, daß die rechtlichen Grundsätze für die Sittenwidrigkeit in ihrer gesamten Ausprägung durch Rechtsprechung und Wissenschaft nur Minimalanforderungen der Sozialethik darstellen. Entsprechend kann auch nur das als sittenwidrig qualifiziert werden, was die Grenzen des Tolerierbaren deutlich überschreitet. Auf dieser Grundlage erscheinen die Rechtsakte im Zusammenhang mit der homologen In-vitro-Befruchtung oder der homologen künstlichen Insemination nicht als sittenwidrig. In dem Moment jedoch, wo keimzellenspendende Dritte beteiligt sind, ändert sich die Sichtweise im Hinblick auf die Sittenwidrigkeit. Dann nämlich taucht das Problem auf, daß der Keimzellenspender nach bestimmten Kriterien ausgewählt wird und damit das Tor geöffnet ist für das Schreckensbild der gezielten Veränderung der Nachkommenschaft (Menschenzüchtung). Soweit beispielsweise bewußt manipulative Elemente eingesetzt werden, muß hinsichtlich der Sittenwidrigkeit ein anderer Maßstab angelegt werden und sich abzeichnenden Tendenzen frühzeitig entgegengewirkt werden.

Zusammenfassung

Die In-vitro-Fertilisation mit anschließendem Embryotransfer ist weithin als rechtlich zugelassene Heilbehandlung – wenn indiziert – anerkannt. Die homologe künstliche Insemination gilt allgemein als rechtlich unproblematisch. Die heterologe künstliche Insemination ist weder ausdrücklich verboten, noch unter Strafe gestellt worden. Soweit sie bei einer verheirateten Frau geschieht, gilt das Kind zunächst als ehelich. Nach der Rechtsprechung des Bundesgerichtshofes kann der Ehemann innerhalb der 2jährigen Frist die Ehelichkeit anfechten, ungeachtet, ob er dem Vorgang zugestimmt hat. Nach gegenwärtiger Rechtslage ist der Samenspender dem Kind nach Anfechtung der Ehelichkeit unterhalts- und erbersatzpflichtig. Wenn dieser Anspruch dadurch vereitelt wird, daß aufgrund eines Verhaltens des Arztes der Spender nicht ermittelt werden kann, kann der Arzt selbst haftpflichtig sein. Vergleichbar mit dem Anfechtungsrecht des Ehemannes bei der artifiziellen heterologen Insemination wird auch der gebärenden Frau und genetischen Nichtmutter ein Recht, ihre Mutterschaft anzufechten, einzuräumen sein.

Anmerkungen

1) Die Zahl der Einzelveröffentlichungen aus rechtlicher, medizinischer und philosophisch- bzw. theologisch-ethischer Sicht ist nahezu unübersehbar. Hilfreich ist die umfassende

interdisziplinäre Auswahlbibliographie bei E. Bernat (Hrsg.), Lebensbeginn durch Menschenhand, 1985, S. 257 ff.

2) So OLG Karlsruhe, NJW 1986, 1552; SG Gelsenkirchen, NJW 1984, 1839; SG Hildesheim, Urt. v. 19.10.1983 in Breithaupt, Samml. sozialrechtlicher Entscheidungen 1983, Nr. 60; LG Freiburg, VersR 1986, 570; a. A. OLG Stuttgart, NJW 1986, 1553, das der In-vitro-Fertilisation schon die Qualifikation als „Heilbehandlung" abspricht; LG Bamberg, VersR 1985, 332; LG München, NJW 1984, 2631; AG Nürnberg, VersR 1986, 543.

2a) BGH, NJW 1987, 703 = MedR 1987, 182 (anders noch die Berufungsinstanz OLG Nürnberg-Fürth, NJW 1985, 2203).

3) Stellungnahme vom 7./8. Mai 1984.

4) DÄBl. 1985, 1691 ff.

5) So auch Eicher, MedR 1986, 265 (268); ferner Koch, MedR 1986, 259 (262).

5a) abgedruckt in ZRP 1986, 243. Als Embryo im Sinne dieses Gesetzesentwurfs gilt bereits die befruchtete Eizelle vom Zeitpunkt der Kernverschmelzung an, ferner jede isolierte totipotente Zelle, die sich zu teilen und zu einem Individuum zu entwickeln vermag.

5b) „Recht" Informationen des BMJ Nr. 2/87 und Nr. 5/87.

5c) 24. StRÄG v. 13.1. 1987 (BGBl. I 1987, 141).

6) BVerfG, NJW 1975, 573 ff. = BVerfGE 39, 1 ff.

7) BVerfG, NJW 1975, 573 (574) = BVerfGE 39, 1 (37).

8) Hervorhebung durch Verfasser.

9) BVerfG, NJW 1975, 573 (575) = BVerfGE 39, 1 (37/41).

10) Starck, Gutachten A, Verfassungsrechtliche Probleme, III. 2. b, IV. B. 2. b und Coester-Waltjen, Gutachten B, Zivilrechtliche Probleme, 4. Teil A. II. 1., beide Verhandlungen des 56. DJT, Berlin 1986, Bd. 1 Gutachten, A 1–B 127; ferner Coester-Waltjen, FamRZ 1984, 230 (235); ebenso die Thesen des Deutschen Richterbundes zur Fortpflanzungsmedizin und zur Humangenetik unter I., FamRZ 1986, 229; vgl. auch die „Richtlinien zur Forschung an frühen menschlichen Embryonen", DÄBl. 1985, 3757 (3762).

11) BGH, NJW 1983, 2073 = FamRZ 1983, 686 = BGHZ 87, 169; kritisch zu dieser Entscheidung insbesondere Coester-Waltjen, NJW 1983, 2059 und Giesen, JZ 1983, 552, von dem

diese Entscheidung als „rechtsdogmatischer und rechtspolitischer Fehlgriff" bezeichnet wird; vgl. aber auch neuerdings AG Lüdenscheid, NJW 1986, 784 und AG Dieburg, NJW 1987, 713 zum Verlust des Anfechtungsrechtes wegen Rechtsmißbrauchs sowie LG Duisburg, NJW 1987, 1485 zur Unterhaltsverpflichtung nach erfolgreicher Anfechtung.

12) Vgl. zum gesetzlichen Erbrecht des auf nicht-natürlichem Wege erzeugten Kindes. Mansees, FamRZ 1986, 756 ff.

13) Vgl. zu diesen noch ungeklärten Haftungsproblemen Giesen, JR 1984, 221 ff.; Coester-Waltjen, FamRZ 1984, 230 (232); Schlund, Geburtsh. und Frauenheilkunde 1984, 60 ff; Deutsch, Arztrecht und Arzneimittelrecht, 1983, Rz. 257; Brenner, Arzt und Recht, 1983, B. II. 23 (S. 134); Kollhosser, JA 1985, 553 (557).

14) Dazu, daß die Gebärende als Mutter im statusrechtlichen Sinne anzusehen ist, siehe den Bericht der gemeinsamen Arbeitsgruppe des Bundesministers für Forschung und Technologie und des Bundesministers für Justiz (sog. Benda-Kommission), In-vitro-Fertilisation, Genomanalyse und Gentherapie, 1985, S. 19, veröffentlicht in Gentechnologie – Chancen und Risiken, Bd. 6; Coester-Waljen, Gutachten B für den 56. DJT 1986, 4. Teil B. II. 1, a. a. O. (Fn. 10); E. Bernat, Lebensbeginn durch Menschenhand, 1985, S. 165.

15) Vgl. Coester-Waltjen, Gutachten B für den 56. DJT 1986, 4. Teil C. II., a. a. O. (Fn. 10).

16) Vgl. zur Zuordnungsproblematik bei der sog. „Ersatzmutterschaft" bzw. „Tragemutterschaft" Coester-Waltjen, Gutachten B für den 56. DJT 1986, 3. Teil B. I., II., 4. Teil C. III., a. a. O. (Fn. 10); zur Sittenwidrigkeit eines „Leihmutter-Vertrages" vgl. OLG Hamm, NJW 1986, 781.

17) Von einer „vorsichtigen Analogie" spricht Coester-Waltjen, Gutachten B für den 56. DJT 1986, 4. Teil B. II. 2., a. a. O. (Fn. 10); vgl. auch Coester-Waltjen, FamRZ 1984, 230 (233); gegen ein Anfechtungsrecht Kollhosser, JA 1985, 555 (mit Ausnahme für die „Tragemutter"); Zweifel an einem „analogen" Anfechtungsrecht äußern die Richtlinien zur Durchführung von IVT und ET als Behandlungsmethode der menschlichen Sterilität, DÄBl. 1985, 1691 ff., Anhang I. 5. (S. 1696).

Rechtliche Situation der AID (artifizielle Insemination mit Spendersamen) in der Schweiz

M. Litschgi

In der Schweiz besteht eine rund 20jährige praktische Erfahrung mit der AID.

Nach Angaben der einzelnen Zentren (Basel, Bern, Liestal, Locarno, Lausanne, St. Gallen, Schaffhausen) werden ca. 0,3–0,5% aller Schwangerschaften in der Schweiz durch AID erzeugt. Die langjährige AID-Praxis, die Methode und die Technik sind etabliert und eine Umkehr, respektive völlige Aufgabe ist heute wohl kaum mehr möglich oder denkbar.

Der AID-Tätigkeit wird aber Geheimniskrämerei, Unaufrichtigkeit und Vertuschung vorgeworfen, dies wohl deshalb, weil die AID noch verbreitet als unerlaubte und unnatürliche Handlung betrachtet wird und zwar aus dem Gedanken heraus, daß damit der Charakter der Ehe als vollkommene, ausschließliche und unverzichtbare (auch fortpflanzungsmäßige) Gemeinschaft gebrochen werde.

In der Schweiz ist bis heute noch kein Prozeß im Zusammenhang mit der AID-Problematik erfolgt, d. h., es kann sich in praxi nicht um ein sehr virulentes Problem handeln.

Wohl besteht seit Jahren eine Straßburger Resolution,

sie wurde aber nie angenommen. Die Gedanken dieser Resolution haben sich auch in den Richtlinien der ethischen Kommission der Akademie der medizinischen Wissenschaften niedergeschlagen. Diese Richtlinien, respektive die Straßburger Resolution, wurde in der Schweiz bis vor kurzem ohne Aufsehen toleriert und akzeptiert.

Wir gingen bis heute von einer Anonymität des Spenders aus und zwar in beiden Richtungen; sowohl zur Patientin, zum Ehemann als auch umgekehrt von den Ehepaaren zum Spender. Gemäß genannter Resolutionen und Richtlinien sollten nur Ehepaare behandelt werden. Sich auch in Zukunft daran zu halten, scheint uns dringend notwendig. In den eingangs erwähnten Zentran ist dies ein klares Verdikt. Wie sich die Situation in der freien Praxis verhält, entzieht sich unserer Kenntnis.

Zuordnung des Kindes

Das AID-erzeugte Kind ist rechtsfähig, darüber bestehen keine Zweifel. Es hat die vollen Kindsrechte zu Vater und Mutter wie jedes andere Kind.
Ist ein Kind während der Ehe oder innerhalb einer Frist von 300 Tagen nach Auflösung der Ehe geboren, so gilt es als ehelich (Art. 255 ZGB). Da wir nur bei verheirateten Ehepaaren die AID durchführen, gilt dieses Gesetz auch für AID-Kinder.
Zur Mutter ist die Zuordnung des Kindes eindeutig (Art. 252, Abs. 1, ZGB) und zwar von Gesetzes wegen

beginnend mit der Geburt. Die Aufhebung kann nur durch Adoption, einem staatlichen Hoheitsakt, zum Wohle des Kindes erfolgen. Es bedarf dazu der Zustimmung der Geburtsmutter (Art. 264, ZGB).

Ist das Kind während der Ehe geboren (Art. 255, ZGB), so ist auch der Ehemann der Vater (d. h. sozialer Vater).

Ein Anfechtungsrecht der Ehelichkeit steht dem Vater nicht zu, wenn er der Zeugung durch einen Dritten zugestimmt hat (Bundesblatt 1975 II 1230).

Hat der Ehemann (Art. 265, Abs. 3, ZGB) der Mutter der Insemination (in der Schweiz) zugestimmt, dann kann er also die Ehelichkeit des Kindes nicht anfechten. Daraus ergibt sich, daß das so gezeugte (AID) und geborene Kind die gleichen Rechte wie jedes andere ehelich gezeugte Kind hat. Dies beinhaltet Unterhalt, Beistand und Erbe. Das Kind behält dieses Recht auch nach einer eventuellen Ehescheidung bzw. Trennung vom sozialen Vater durch die Mutter.

Das AID-Kind kann das Kindsverhältnis nur zum Ehemann der Mutter anfechten, wenn die Ehe seiner sozialen Eltern während seiner Unmündigkeit scheitert bzw. wenn während der Unmündigkeit des Kindes der gemeinsame elterliche Haushalt aufgelöst wird (Art. 256, Abs. 1, ZGB).

Das Kind kann nach dem Scheitern der Ehe seiner sozialen Eltern noch während seiner Unmündigkeit selbst seine Ehelichkeit anfechten. Daraus entsteht ein vaterloses Kind.

Als eingesetzter Erbe kann es jede Art von Erbansprüchen haben und geltend machen: Unterhaltsansprüche und Erbansprüche aus blutmäßiger oder juristischer Verwandtschaft kann es gegenüber der Mutter und auch, wenn er eruierbar ist, mit Hilfe der Vaterschaftsklage, gegenüber dem Samenspender geltend machen.

Dies ist ein selbständiges Recht und wird während der Urteilsunfähigkeit des Kindes (Unmündigkeit) von einem Beistand ausgeübt. Dies trifft auch zu bei einer Zustimmung des Ehemanns zur Insemination mit dem Spendersamen eines Dritten.

Auch der Ehemann hat die Möglichkeit der Anfechtung. Der Ehemann der Geburtsmutter kann die Ehelichkeit des Kindes anfechten, wenn er der Verwendung von Spendersamen bei der AID nicht zugestimmt hat (Art. 256, 256 a, ZGB; BBl 1974 II 1230). Das Kind wird so bei der Geburt rechtlich vaterlos. In diesem Falle muß das Kindesverhältnis zum Vater durch Anerkennung (Art. 260, ZGB) oder durch Vaterschaftsurteil (Art. 261, ZGB) neu geregelt werden.

Bedeutet die Zeugung eines Kindes durch AID eine Verletzung des Kinds-, bzw. Persönlichkeitsrechtes, da ihm eine ‚vaterlose' Existenz bereitet wird? Ist der Arzt im juristischen Sinne als der Verursacher der Vaterlosigkeit des Kindes zu betrachten?

Da wir die AID nur bei verheirateten Frauen durchführen, bewirkt der Arzt als solches noch keine Existenz eines vaterlosen Kindes. Wird eine Insemination mit Spendersamen bei nicht verheirateten Frauen durchgeführt, so kann das Kind primär den Samenspender für persönlichkeitsrechtliche Ansprüche belangen, sofern die Voraussetzungen dafür erfüllt sind.

Samenspender, die der Verwendung ihres Spermas nicht zugestimmt haben oder Samenspender, die sich vergeblich auf das Arztgeheimnis verlassen haben, besitzen unter Umständen Rückgriffsrechte auf den Arzt. Sekundär kann das Kind in solchen Fällen persönlichkeitsrechtliche Ansprüche gegenüber dem Arzt geltend machen.

Eine Vaterlosigkeit ergibt sich nicht primär durch die Behandlung des Arztes, sondern erst durch:

1. Aufhebung des gemeinsamen Haushaltes, z. B. Trennung im Rahmen eheschutzrichterlicher Anordnung, faktische Trennung vereinbart oder gegen den Willen eines Ehegatten, Trennung durch den Richter, Scheidung der sozialen elterlichen Ehe während der Unmündigkeit des Kindes (Art. 256, Abs. 1, Ziff. 2, ZGB).
2. Durch Anfechtung der Ehelichkeit des Kindes durch den Ehemann bei Nichtzustimmung zur Verwendung von Spendersamen. Hier hat nicht der Arzt dem Kind einen vaterlosen Zustand beigefügt, sondern sein sozialer Vater selbst. Im Prinzip ist dies zwar richtig, doch ist der Arzt in der Regel mitschuldig und mithaftbar, weil er dadurch, daß er eine AID ohne Zustimmung des Ehemannes vornahm, die Voraussetzungen für eine Anfechtung der Ehelichkeit des Kindes durch den Ehemann geschaffen hat. Gleiches, d. h. die Mitschuldigkeit gilt auch bei der Anfechtung der Ehelichkeit durch das Kind selbst.
3. Anfechtung der Ehelichkeit von seiten des Kindes. Das Kind hat unter Handhabung dieses Punktes die

Ursache seiner Vaterlosigkeit herbeigeführt und nicht der Arzt. Es ist kausal für seine Vaterlosigkeit verantwortlich, unter Voraussetzung der Ehelichkeit der Mutter zur Zeit der Behandlung.

Ist die Mutter zur Zeit der Behandlung unverheiratet, so ist das Kind bei der Geburt vaterlos. Es hat keine Beziehung zum Vater, dagegen ist seine Beziehung zur Mutter klar.
Der Konkubinatspartner der Geburtsmutter kann das AID-Kind nicht anerkennen. Er kann ein Vaterschaftsverhältnis zum Kind nur durch Adoption begründen und zwar erst nach einer Verheiratung und einer mindestens 2jährigen Ehedauer oder aber er muß sich verheiraten und über 35 Jahre alt sein (Art. 264 a, Abs. 3, ZGB). Wenn der Konkubinatspartner zwischen dem 300. und 180. Tag vor der Geburt der Mutter beigewohnt hat, oder wenn dies beide glaubwürdig geltend machen, so wird die Vaterschaft des Konkubinatspartners stets vermutet (Art. 262, Abs. 1, ZGB). Zur Anerkennung der Vaterschaft genügt die Erklärung eines Mannes, dem niemand widerspricht (Art. 260 folgende, ZGB). Nicht so aber, wenn der Konkubinatspartner nachgewiesenermaßen zeugungsunfähig ist. In diesem Fall ist hier der Vater aber der Samenspender. Nur er darf anerkennen, der unverheiratete, zeugungsunfähige soziale Vater, d. h. Konkubinatspartner kann nicht anerkennen. Dieser spezielle (zeugungsunfähige) Konkubinatspartner der Mutter kann nicht durch eine Anerkennung ein rechtsbeständiges Kindsverhältnis zum AID-gezeugten Kind herstellen. Der Samenspen-

der müßte die Anerkennung machen. Bei einer Ablehnung müßte er mit einem Vaterschaftsprozeß rechnen.

In Diskussionen wird heute immer wieder gesagt, daß namentlich dem Kind ein verfassungs- oder vertragsrechtlich begrenzter Informationsanspruch bezüglich Identität seines biologischen Vaters zustehe.

In Anlehnung an die Praxis bei der Adoption würde indessen ein solcher Anspruch wahrscheinlich verneint werden. Ist das Kind im rechtlichen Sinne ,vaterlos', d.h. die Geburtsmutter unverheiratet und die Vaterschaft mit Erfolg angefochten, so steht es dem Kind nach dem Gesetz offen, sich um die Begründung des Vaterschaftsverhältnisses zum Spender zu bemühen.

In gewissen Ländern, so auch in der Schweiz, herrscht in letzten Zeit die Meinung vor, daß die Anonymität der Samenspender im Konflikt mit dem Kindsinteresse stehe.

Das Interesse des Kindes, so wird argumentiert, seinen biologischen Vater zu kennen, überwiege sogar den Wert der traditionellen Familienstruktur.

Zur Rechtsstellung des Kindes nach Eintritt seiner Vaterlosigkeit

Die Mutter ist unverheiratet, die Ehe ist gescheitert, die Anfechtung der Ehelichkeit durch das Kind und die Anfechtung der Ehelichkeit durch den Ehemann sind von Erfolg gekrönt gewesen. Somit besteht ein rechtlich unbestreitbares Offenbarungsinteresse des Kindes,

seinen biologischen Vater zu kennen. Die Frage des sinnvollen Tuns bleibt auch hier dagegen offen.
In der Schweiz ist die Situation sehr schwer vorstellbar, daß ein Richter dem Kind vermögensrechtliche Ansprüche gegenüber einem Samenspender zubilligt, obwohl dem Spender seine Anonymität zugesichert wurde. Wenn die Anonymität gebrochen wird, so hat das Kind durchaus seine gesetzlichen Ansprüche gegenüber dem Spender, denn das Kind hat ja keine Schweigevereinbarung vor seiner Zeugung getroffen.
Während der Dauer der elterlichen Ehe bzw. solange eine Kindsbeziehung zum sog. Vater besteht, hat das Kind kein Recht gegenüber seinem Erzeuger bzw. eines Samenspenders. Das Kind hat auch sicher keinen Offenbarungsanspruch auf Bekanntgabe des Erzeugers. Hier gilt der Grundsatz der Wertung für das außerehelich gezeugte und in die Ehe hineingeborene Kind und ist so auch für die AID-Kinder gültig.
Vermögensrechtliche Folgen sind nach dem Gesetz an den persönlichen Akt der Beiwohnung geknüpft. Die Beiwohnung hat aber lediglich beweisrechtliche Bedeutung, vor allem bei der Erzeugung einer Vermutung (Art. 262, ZGB). Die vermögensrechtliche Belangbarkeit eines Spenders ist aber nicht an die Beiwohnung geknüpft.

AID nach dem Tod des Spenders

Durch Anwendung der Kryotechnik ist diese Möglichkeit theoretisch denkbar. Ist die Mutter verheiratet, so ist die Rechtslage unverändert, der Ehemann gilt als Vater. Bei einer Ehescheidung kann das Kind die Vaterschaft des Ehemanns anzweifeln.

Steht dem Kind eine Vaterschaftsklage offen, wenn es mit dem Samen eines toten Spenders gezeugt wurde? Das Gesetz regelt die Ansprüche gegen Angehörige, gegen Nachkommen oder gegen die Behörde des letzten Wohnsitzes (Art. 261, Abs. 2, ZGB). Dies ist offensichtlich bei der AID nicht der Fall. Prima vista sollte eine solche Klage eigentlich möglich sein (Art. 261, Abs. 2, ZGB).

Probleme bereitet aber hier insbesondere das Erbrecht. Erbe wird nur, wer den Erbgang erlebt (Art. 542, Abs. 1, ZGB). Der Erbgang beginnt mit dem Tode des Erblassers (Art. 587, Abs. 1, ZGB). Art. 544, Abs. 1 des ZGB nimmt als lebenden Erben den konzipierten Erben an, wenn er lebend zur Welt kommt. Nach Gesetz hätte so der zur Zeit des Todes des Samenspenders noch nicht Konzipierte kein Erbrecht. Die Meinungen, ob in einem solchen Fall erbrechtlich mit richterlicher Gesetzeslückenfüllung dem Kind zu helfen sei, sind geteilt. Das Kind kann den Arzt dafür verantwortlich machen, daß es ihm aufgrund der Spenderanonymität nicht möglich ist, ein Verfahren durchzuführen.

Vertragsrechtliche Überlegungen und Ansprüche

Die Mutter und der soziale Vater schließen mit dem Arzt einen Behandlungsauftrag ab. Darin eingeschlossen ist auch das Kind. Diese Auffassung ist grundsätzlich richtig. Die medizinisch gültigen Richtlinien sagen dem Spender eine Anonymität zu. Der Arzt schuldet als Beauftragter dem Patienten auf Verlangen hin jederzeit Rechenschaft über seine Tätigkeit (Art. 400, 1 OR). Bei AID-behandelten Patientinnen wäre demnach der Spender bekanntzugeben. Die Rechenschaftspflicht des Arztes kollidiert hier mit den Persönlichkeitsrechten nicht nur des Spenders, sondern auch der meist direkt oder indirekt Beteiligten (Familie des Spenders, Familie der Mutter, Familie des Ehegatten der Mutter). Auch aus solchen Überlegungen heraus hat die Aufklärungspflicht des Arztes ihre Grenzen. Der Behandlungsauftrag der Mutter und des sozialen Vaters im Eheverhältnis schließt einen Auftrag zugunsten des zu zeugenden Kindes ein. Daraus folgt, daß dem Kind ein selbständiger Anspruch auf Offenbarung der Spenderidentität zusteht. Die Mutter könne nicht zu Lasten des Kindes auf diesen Anspruch verzichten, wird argumentiert.

Vertragsrechtlich besteht einerseits eine 10jährige Verjährungsfrist. Andererseits kann innerhalb eines Jahres nach Erreichen der Volljährigkeit, auch unter Beizug eines Beistandes durch das Kind, keine Anfechtung mehr durchgeführt werden (Art. 263, Abs. 1, Ziff. 2, ZGB).

Wer will sich aber für das Kind, gegen den Willen der

Eltern, aus einem eigenen vertraglichen Recht in seine Entscheidungsfindung einmischen? Die kindlich vertraglichen Rechte auszuüben ist nur erlaubt, wenn die Eltern keinen Widerspruch dagegen erheben.

Anfechtung der Anonymität

Der Gesetzgeber hat an folgende Situationen gedacht: „Seitensprungkinder" verheirateter Eltern können alle Vaterschaftsansprüche gegenüber seinem Erzeuger und damit eingeschlossen einen entsprechenden Informations- bzw. Offenbarungsanspruch nicht geltend machen. Das gleiche gilt für AID-Kinder.
Wird das durch AID gezeugte Kind rechtlich vaterlos, so ist in Analogie zum natürlich gezeugten vaterlos gewordenen Kinde zu verfahren.
Das Kindswohl und die Lebensqualität des Kindes sind ein wichtiges Anliegen nicht nur der Eltern, sondern auch der Richter. Zudem stellt sich die Frage des Auffindens seines biologischen Vaters. Bei unverheirateten Frauen muß der Arzt dem Samenspender versichern, daß er dem vaterlosen Kind gegenüber Unterhaltsansprüche übernehmen würde und nicht der Spender, wobei ich nicht glaube, daß eine solche Zusicherung viel nützen wird. Ist der Spender bekannt, dann hat er Unterhalt zu bezahlen mit Teilrückgriff auf den Arzt als Komplize.
Das Kind hat als elterliche Bezugsperson ausschließlich seine sogenannten Eltern. Der biologische Spendervater im engeren Sinn bleibt ihm unbekannt. Wird

es durch die Eltern aber aufgeklärt, so bleibt die Identität des Spenders weiterhin unbekannt. Eine psychosoziale Beziehung zwischen Spender und Kind und seiner sozialen Familie ist im heutigen zweipoligen Ehedenken nicht möglich. Durch Aufhebung der Anonymität des Spenders, auch bei verheirateten Eltern, müßte dies zu einer ‚Ehe zu dritt‘ führen.

In Schweden ist dies heute gesetzlich praktisch verankert. Die Grundlage dazu liegt im dortigen Adoptionsrecht. Ein Adoptionsgeheimnis ist in Schweden nicht bekannt. Gerade das Gegenteil ist der Fall. Eltern und Behörden sind verpflichtet, möglichst frühe psychosoziale Beziehungen zwischen Adoptivkind und seinen leiblichen Eltern herzustellen.

Darüber hinaus hat das Kind einen Anspruch darauf, in einem bestimmten Alter über seine AID-Zeugung und die Spenderidentität aufgeklärt zu werden. Damit handelt es sich um eine frühe, dreipolige Elternschaft. Hier müssen vom Gesetz vorausprogrammierte, gruppendynamische und psychosoziale Probleme zwischen Frau, Kind, Mann und Spender auftreten. Ob die Kinder das aber überhaupt wünschen, bleibt offen.

Eine Ehe zu dritt ist auch für den Samenspender nicht akzeptabel. Wäre dies so, hätten wir nur noch ‚Vaganten‘ als Spender. Zwangsläufig führt die restriktive Situation in Schweden zu einem AID-Tourismus nach Norwegen mit seiner liberalen Gesetzgebung.

Ein gleicher AID-Tourismus wie zwischen Schweden und Norwegen zeigt sich auch bei uns in der Schweiz mit Patienten aus Deutschland.

Wie sich die Situation nach vorliegen der Beobachterinitiative resp. einer möglichen Gesetzesvorlage durch den Bundesrat bzw. Parlament verhalten wird, muß zu diesem Zeitpunkt noch vorläufig offen bleiben.

Literatur

Bernhard R (1974) Die Frage der Rechtmässigkeit der heterologen Insemination. In: Rippmann TE (Hrsg) Die ehefremde künstliche Befruchtung der Frau. Hans Huber

Bernhard R (1985) Die künstliche Besamung beim Menschen im Hinblick auf das schweizerische Recht. Dissertation Zürich

Bernhard R (1958) Praxis Schweizerische Rundschau für Medizin, 47, Seite 1165

Brückner C (1985) Künstliche Zeugung, Retortenkind, Gentechnologie, neue Aufgaben für den Gesetzgeber. Referat vor dem zürcherischen Juristenverein

Brückner C (1985 a) Reproduktionsmedizin und Gesetzgebung. Neue Zürcher Zeitung, 27. März 1985 (72): 35

Brückner C (1985 b) Künstliche Insemination beim Menschen, anonyme oder nichtanonyme Samenspende? Zivilstandswesen 5 (53): 137

Da Rugno D (1958) Beitrag zum Problem der künstlichen Insemination. Praxis Schweiz Rundschau Med 47: 1156

Glaus A (1958) Die artifizielle Insemination in psychiatrischer Sicht. Praxis Schweiz Rundschau Med 47: 1160

Giesen D (1962) Schriften zum deutschen und europäischen Zivil-, Handels- und Prozeßrecht, Bd 18

Hegnauer C (1984) Recht und künstliche Zeugung. Neue Zürcher Zeitung 27./28. Oktober 1984 (251): 37

Merz H (1958) Rechtsprobleme der künstlichen Samenübertragung. Praxis Schweiz Rundschau Med 47: 1164

Volksinitiative gegen Mißbräuche der Fortpflanzungs- und Gentechnologie, sog. Beobachterinitiative. Neue Zürcher Zeitung 16. Oktober 1985, (240): 33

Schweizerisches Zivilgesetzbuch (ZGB)

Soziologische Gesichtspunkte zur Übertragung von Fremdsperma

S. Reck

Als Soziologe, dessen besonderes Interesse den Wandlungen gesellschaftlichen Bewußtseins und Unterbewußtseins, den Wandlungen von „Sitte und Moral", ihres „Unterlebens" und ihrer sozialen Bedingungen gilt, möchte ich meine Überlegungen unter das Thema stellen:

Die drei „Schamlosigkeiten" der Reproduktionsmediziner

Ich wurde hierzu durch Volkmar Siguschs Danksagung für das sehr informative und ironisch vorgetragene Referat von Frau L. Mettler (Universitätsklinik Kiel) auf der 15. Wissenschaftlichen Tagung der Deutschen Gesellschaft für Sexualforschung (Hannover, 3.–5. Oktober 1985) angeregt: Sigusch bedankte sich für die „Schamlosigkeit" der Ausführungen der Referentin, mit der sie den Stand der Reproduktionsmedizin einschließlich ihres moralischen Zustands darzustellen verstand.

Ich will hier diese Attribuierung verallgemeinern und sie auf *die* Reproduktionsmediziner/innen anwenden, indem ich deren Schamlosigkeit als dreifache Verletzung der *„Natur" der Familie* interpretiere:

Erste Schamlosigkeit: Die Verletzung des Prinzips der „fleischlichen Einheit" der Familie

„Fleisch" ist bekanntlich ein biblischer Ausdruck, der uns aus kirchlichen Heiratsformeln oder aus Redewendungen, in denen jemand seine Kinder als „eigen Fleisch und Blut" bezeichnet, fast noch in seiner ursprünglichen sozialen Bedeutung vertraut ist. Er impliziert leibliche Körperlichkeit im Unterschied zu geistigen oder geistlichen Existenzweisen und hat einen unübersehbaren Bezug zur Fortpflanzung, zur generativen, biologischen Tradition der Menschen. Dies finden wir in der Luther-Übersetzung einer Römerbriefstelle (1,3. und 4.) sehr deutlich ausgedrückt:

„. . . seinem Sohn Jesus Christus, unserem Herrn, der geboren ist aus dem Geschlecht Davids nach dem Fleisch, und nach dem Geist, der da heiligt, eingesetzt als Sohn Gottes . . .".

In diesem Sinne von „Fleisch" läßt sich das Prinzip der fleischlichen Einheit der Familie als eheliche Norm verstehen: Meine/deine/unsere Kinder dürfen nur unser eigen Fleisch und Blut sein. (Die uralten Ausdrücke „Blutschande" und „Blutsbande" weisen uns übrigens auch für den Wortsinn von „Blut" in dieselbe Richtung.) Sozialhistoriker haben nachgewiesen, daß diese Familiennorm ihre strengste Geltung bei Bauern, Handwerkern und Bürgern hatte, deren soziale Existenz am Besitz dinglicher Vermögenswerte hing (Land, Höfe, Betriebe, Kontore, Transportmittel usw.) (vgl. z.B. Rosenbaum [1982]). Die Stigmatisierung „unkeuscher Frauen" und „unehelicher Kinder" war ein Resultat der patriarchalischen Realität dieser Norm.

Knigge, 1794: „Die Unkeuschheit einer Frau zerreißt die Familienbande, vererbt auf Bastarde die Vorzüge ehelicher Kinder, zerstört die heiligen Rechte des Eigentums und widerspricht laut den Gesetzen der Natur, nach welchen immer Vielweiberei weniger unnatürlich als Vielmännerei sein würde" (zit. nach Fthenakis, Bd. 2, S. 25).

Hier haben wir ein schönes Beispiel vor uns, wie in bürgerlicher Eigentumsperspektive die Natur der Familie und die der Gesellschaft eine Einheit bildeten, so daß männliches Besitzdenken sich nicht nur im Eigentum an Produktionsmitteln, sondern auch an den „Reproduktionsmitteln" Frau und Kind legitimiert fühlen konnte.

Zweite Schamlosigkeit der Reproduktionsmediziner: Öffentliches Reden über intimisierte und schamgeschützte Natur der Fortpflanzung und Sexualität
Die Intimisierung oder Privatisierung der Sexualität ist wie die Verhäuslichung der „natürlichen Bedürfnisse" von den Zivilisationstheoretikern Elias und Gleichmann als räumlicher, baulicher Verschluß von Sexualität und Ausscheidungsfunktionen beschrieben worden: Sie läßt sich sehr anschaulich an innenarchitektonischen Wandlungen der Häuser und Wohnungen verschiedener sozialer Gruppierungen durch die letzten drei Jahrhunderte hindurch nachvollziehen. Hier haben wir es vermutlich mit einem Prozeß zu tun, der bis heute anhält und der heute auch das sexuelle Verhalten von immer mehr Jugendlichen erfassen dürfte, sofern sie in wachsender Zahl über eigene Zimmer verfügen.
Weniger geradlinig hat sich die kommunikative Seite

der Intimisierung von Sexualität und Fortpflanzung
entwickelt. Während die bis in unser Jahrhundert hin-
einreichende Viktorianische Ära die Hoch-Zeit der
schamhaften Verschleierung und Geheimhaltung der
Sexualität war, in der die „Rücksichtnahme" auf tat-
sächliche oder vorgebliche Schamgefühle geradezu
zum Kriterium für den Besitz zivilisierter Umgangsfor-
men wurde, scheinen wir heute zum Anfangsstadium
der Intimisierung der Sexualität zurückzukehren: Man
redet offen und öffentlich über Sexualität und Fortpflanzung, versteckt aber ihre Praxis (vgl. z. B. Erasmus
von Rotterdam, zit. bei Elias (1976) und Ariès (1978)).
Im Gegensatz zu damals dürfte aber heute kein neues
Viktorianisches Zeitalter mehr folgen können. Die
unaufhaltsamen Aufklärungswellen, die sich einem
erfolgreichen Zusammenspiel von Experten (darunter
in großer Zahl Ärzte), von Journalisten und Lehrern
verdanken, machen dergleichen undenkbar. Nach der
„Aufklärung" über Empfängnisverhütung, Abtreibung
(§ 218) und Homosexualität dürfte nun die öffentliche
Information und Diskussion zur Reproduktionsmedizin eine solche Welle darstellen.

*Dritte Schamlosigkeit der Reproduktionsmediziner: Die Ver-
letzung der „Natur" der Familie durch Selektion und Manipu-
lation*
Ich lasse hier einen international bekannten Familien-
therapeuten sprechen, der in humanistisch gebildeter
Schreibweise das ausdrücken dürfte, was auch viele
jüngere, weniger oder anders gebildete Naturverteidi-
ger glauben:

„Ich wage nun zu behaupten, daß Familie letztlich im Irrationalen gründet und spekuliere daraus weiter: Uns ist heute der ursächliche Zusammenhang zwischen Geschlechtsverkehr und Schwangerschaft so gut bekannt, daß wir die Kausalkette überhaupt nicht entstehen lassen oder an x-beliebigen Stellen unterbrechen können. Fortpflanzung ist rational planbar. Wir verfügen über eine ganze Technologie des Kindermachens. Über das Leben wird verfügt, statt daß man sich ihm zur Verfügung stellt. Leben als ein Geheimnis scheint mystischer Anachronismus zu sein.

Im instrumentellen Manipulieren von Geburt und Tod vermittelt sich meiner Ansicht nach die grundlegende Krise des Familienmenschen, die von viel größerer Tragweite ist als alles andere, was uns Soziologie und Psychologie als Krise der Familie zur Kenntnis bringen. Grundgestört ist die Beziehung zu Ausgestaltungen des Mütterlichen, wörtlich zur „Materia", zum Mutterboden, auf dem alles wird und vergeht, wo sich Leben und Tod wie Ein- und Ausatmen abwechseln. Der gewaltsam erzwungene Zugang des Männlichen zum Mütterlichen ist eine Folge der Krise des Weiblichen in uns und um uns, bei den Frauen wie bei uns Männern. Sie zieht die Krise des Männlichen weniger nach sich, als daß sie diese voraussetzt. Das Männliche gebärdet sich als das ausschließliche Haben-wollen durch Rationalität, Planung, Verwaltung, durch Bewußtmachen der inneren Welt, durch Machen schlechthin" (Duss-von Werdt 1980).

Meine Stellungnahme zur dritten Schamlosigkeit der Reproduktionsmediziner

Die „Natur", die hier verletzt wird, entspricht einem archaischen Naturbegriff. In ihm ist „Natur" Schicksal, und – auf die menschliche Fortpflanzung bezogen – bedeutet er: tausendfältige „Schicksalsschläge" vom ehelichen Leid der Unfruchtbarkeit bis zum familiären Elend mehrfacher Geburten kranker Kinder. Von den

Archaikern unter den Verteidigern der Natur wird verdrängt, daß zum Walten der Natur mehr oder weniger wahrscheinliche Problemzufälle und die Selektion vieler „Zufallsprodukte" durch massenhaftes Sterben gehören.

Ein Zurück zu dieser „Natur" – oder genauer: Naturanbetung – erscheint mir indiskutabel: wissenschaftliche und technische Möglichkeiten konstituieren Verantwortlichkeiten, die nicht ignoriert werden dürfen. Die Frage der Realisierung dieser Möglichkeiten muß im Kontext der anderen mitmenschlichen Verantwortlichkeiten entschieden werden. Daß hierbei nicht nur die biotechnische Optimierung, sondern auch die Würde des Menschen in einem soziokulturellen, humanistischen Sinn bedeutsam sein sollte, schließt sicherlich auch den Respekt vor Werten ein, deren Hochschätzung durch die Etikettierung „natürlich" ausgedrückt werden mag. Dies aber nicht, weil die „Natur der Familie" (und ihre Reproduktion), sondern die Würde der Menschen, die in ihr leben, unantastbar ist.

Zur zweiten Schamlosigkeit

Hier handelt es sich um Aufklärung mit der Chance der Ausbreitung offener Kommunikation, in der die zivilisatorischen Scham- und Peinlichkeitsschwellen gesenkt werden. Die Intimität zivilisierter, kultivierter Natürlichkeit muß hierdurch nicht gefährdet werden; im Gegenteil: Sie kann in der offenen, unverklemmten Kommunikation als schutzbedürftig erkannt werden.

Zur ersten Schamlosigkeit

Hier befinden wir uns auf dem ideologischen Kampf-feld, auf dem der verworrene Streit um die Bestim-mung menschlicher Identität (biologische vs. soziale) ausgetragen wird. Das Prinzip der „fleischlichen Ein-heit" ist hierbei wichtige Basis für die Verfechter der biologischen Identität. Ökonomisch ist diese Basis aus-gehöhlt: „Existenzgrundlagen" sind nur noch selten zu vererben, dennoch ist das auf die Nächsten gerichtete Besitzdenken immer noch biologisch. Wer mein „Erb-gut" empfängt, ist tiefer, fester, „fleischlicher" mit mir verbunden als jeder andere Mensch – eine mächtige Phantasie, der man sich schwer entziehen kann. Die Deutung liegt für mich als Soziologen nahe, daß wir sie brauchen, weil unsere Vorstellungen von Sozialisa-tion, von sozialer Identitäts- und Sinnstiftung noch zu abstrakt sind, um als Lebenskonzepte, dank derer wir auch über unseren Tod hinaus eine Zukunft haben können, zu taugen. Noch scheinen unsere Zukunfts-projektionen auf unsere Kinder an äußere, vererbte Ähnlichkeiten gebunden. An diesem Konkretismus dürfte aber auch soziologische und psychologische Aufklärung schwer etwas ändern können – so lange zumindest, wie wir als Sozialisationsagenten aufgrund unseres schwachen Selbstwertgefühls diese Krücken brauchen.

Literatur

Ariès P (1978) Geschichte der Kindheit. dtv München

Duss von Werdt J (1980) Der Familienmensch. Identität und Familie. In: Duss von Werdt J, Welter-Enderlin (Hrsg) Der Familienmensch. Klett-Cotta, Stuttgart

Elias N (1976) Über den Prozeß der Zivilisation, 2 Bde. Suhrkamp, Frankfurt

Fthenakis WE (1985) Väter, 2 Bde. Urban & Schwarzenberg, München

Gleichmann P (1978) Die Verhäuslichung körperlicher Verrichtungen. In: Materialien zu Norbert Elias' Zivilisationstheorie. Suhrkamp, Frankfurt

Rosenbaum H (1982) Formen der Familie. Suhrkamp, Frankfurt